REIKI NIVEAU 1

LE MANUEL DU REIKI 1ER DEGRÉ

Olivier Remole

AVERTISSEMENT

Cher lecteur,

Toutes les fédérations de Reiki ne s'accordent pas sur le même vocabulaire, ou le même planning de formation concernant les niveaux de Reiki. Ne vous étonnez donc pas de trouver différents contenus concernant le Reiki 1er degré dans les différentes fédérations.

Je souhaite vous montrer l'ensemble des fondements du Reiki et j'ai réalisé ce livre dans le but de faire la synthèse de tous les enseignements compris dans le 1er degré de Reiki.

BONUS DE CE LIVRE

Merci d'avoir acheté ce livre.

En complément de votre lecture, *Olivier Remole Editions* vous offre **deux bonus à télécharger gratuitement** sur olivierremole.fr :

Le guide: **6 conseils pour mieux vivre avec les énergies au quotidien**, par Olivier Remole
La planche des Chakras

Rendez-vous sur
http://olivierremole.fr/bonus

SOMMAIRE

Avertissement	**5**
Introduction	**13**
À propos de l'auteur	**15**
Partie 1 : Qu'est-ce que le Reiki ?	**19**
Définition du Reiki	*19*
Origine du Reiki	*22*
Fonctionnement du Reiki	*24*
Ce que n'est pas le Reiki	*26*
Qui peut pratiquer le Reiki ?	*27*
Les fédérations du Reiki	*28*
Les éléments du Reiki	*31*
Les différentes formes de Reiki	*32*
Le fonctionnement holistique du Reiki	*33*
❖ Les 3 facteurs	34
❖ L'effet concret	35
Les pathologies traitées par le Reiki	*36*
Ce qu'en dit la science	*37*
Se préparer au Reiki 1er niveau	*40*
❖ De quoi faut-il avoir conscience avant de s'inscrire au 1er niveau ?	40
❖ Pourquoi recevoir une séance en Reiki avant le 1er niveau ?	41
❖ De qui puis-je recevoir cette première séance ?	41
Devenir praticien	*42*
❖ Devenir praticien Reiki	42
❖ Un travail sur soi	43

- ❖ Où passer un diplôme de professeur de Reiki ? 44
- ❖ Où travailler en tant que professeur de Reiki ? 45

Partie 2 : Découvrir le 1er degré 49

Se connecter à l'énergie 49

Les 4 initiations du premier degré (RCAP : Respiration, Centrage, Ancrage, Protection) 52

Les 5 idéaux du Reiki 55

Les chakras 57

L'Aura et les corps subtils 61

Se mettre dans le bon état d'esprit 63

Douche énergétique 64

L'énergie des mains pour démarrer 65

Le scanning pour démarrer 66

Partie 3 : L'auto-traitement 71

Les différentes positions pour soi-même 72

Pratiquer les 21 jours d'auto-traitement 79

Partie 4 : Les positions sur autrui 83

Où placer ses mains ? 84

Les différentes positions 85

Les traitements spécifiques 94

- ❖ Allergies 95
- ❖ Arthrose 96
- ❖ Problème d'asthme 96
- ❖ Douleurs aux cervicales 97
- ❖ Problèmes de digestion au colon 97
- ❖ Constipation 98
- ❖ Grippe 98
- ❖ Insomnies 99
- ❖ Douleurs lombaires 99
- ❖ Maux de tête et migraines 100

Sommaire

- ❖ Problèmes de menstruation · 100
- ❖ Douleurs aux oreilles ou aux canaux ORL · 101
- ❖ Problèmes de vue · 102

Recevoir une initiation à distance · 102

Partie 5 : Approfondir par les techniques japonaises de Reiki · 107

Byosen · 108

Hanshin Koketsu Ho · 110

Chiryo · 111

Nentatsu Ho · 112

Méditation Gassho · 113

Kenyoku · 113

Jaki-Kiri Joka-Ho · 114

Hikari no Kokyu Ho · 115

Reiki Syawa-No Gi Ho (douche Reiki) · 117

Reiki Mawashi (non Usui) : une méthode à faire en groupe 118

Partie 6 : Posture et éthique du praticien Reiki · 121

Respect de la posture · 121

Les effets secondaires · 123

Partie 7 : Transition vers le 2ème degré · 127

Comment se déroule la formation au second degré de Reiki ? · 128

Annexes · 133

Vie de Mika-Usui · 133

Informations pratiques stage 1er degré · 138

Glossaire · 141

Conclusion · 145

INTRODUCTION

Bienvenue dans le monde fabuleux du Reiki. Un monde à la croisée du soin du corps, de la spiritualité, de l'ouverture à l'autre, et des traitements thérapeutiques. Le Reiki est une pratique de relation et d'aide à autrui, ainsi qu'à soi-même (auto-traitement).

La vocation de ce manuel est de vous fournir l'ensemble des connaissances et techniques nécessaires à la maîtrise du niveau 1 de Reiki.

Attention : la lecture de ce manuel ne remplace pas la formation par un stage de Reiki chez un enseignant, et la délivrance du diplôme de niveau 1. Cet ouvrage sert d'introduction pour ceux qui souhaitent en savoir plus, de préparation au stage pour ceux qui souhaitent prendre de l'avance, ou de support pendant le stage pour de nombreux élèves et praticiens.

Grâce à ce livre, vous maitriserez les bases du Reiki, vous pourrez vivre l'initiation et les séances avec sérénité, et vous pourrez devenir vous-même un praticien Reiki plus facilement.

Reiki Niveau 1 : le manuel du Reiki 1er degré

En premier lieu, il est important de clarifier quelques points :

- Le Reiki est lié au bouddhisme, et le travail effectué par le praticien est un travail de méditation physique et spirituelle.
- Le Reiki n'est pas une médecine, il ne guérit pas des maladies. Son objectif est de rendre l'esprit heureux.
- Le Reiki est une élévation spirituelle et mentale de l'être humain.
- Grâce à ce livre, vous allez assainir vos chakras, découvrir les 5 principes du Reiki, découvrir les positions d'auto-traitement et de traitement sur autrui. Vous allez vivre une détox spirituelle.

Prenez bien le temps d'assimiler les enseignements théoriques, puis de réaliser les exercices et les positions. L'assimilation du Reiki demande à votre esprit de maturer les enseignements, et à votre corps de bien apprendre les traitements.

N'hésitez pas également à vous référer au glossaire final.

À PROPOS DE L'AUTEUR

Je suis Olivier Remole, enseignant-praticien Reiki, des niveaux 1, 2 et 3. Formé à l'école traditionnelle indépendante de Reiki Usui, j'exerce le Reiki à Paris depuis 2005.

Ma pratique du métier et les questions des élèves m'ont conduit à écrire ce livre, pour transmettre et partager les fabuleux pouvoirs du Reiki.

Je vous remercie sincèrement d'avoir acheté ce livre. Je souhaite qu'il vous accompagne dans votre formation au Reiki et votre épanouissement personnel.

Si vous avez des questions, ou souhaitez échanger sur le Reiki, vous pouvez m'écrire à olivier.remole@gmail.com. Je me ferai un plaisir de vous lire et de vous répondre. Mon délai de réponse est parfois de quelques jours, mais je réponds toujours.

Je travaille avec des élèves sur le bassin local, et pratique peu d'initiations à distance. Mais nous pouvons toujours échanger.

Reiki Niveau 1 : le manuel du Reiki 1er degré

PARTIE 1
QU'EST-CE QUE LE REIKI ?

Reiki Niveau 1 : le manuel du Reiki 1er degré

PARTIE 1 : QU'EST-CE QUE LE REIKI ?

Dans cette partie, nous allons découvrir ce qu'est le Reiki, ses origines, ses différents aspects et pratiques. L'objectif est de vous fournir les bases pour démarrer les positions de traitement, ou d'auto-traitement. Les enseignements de cette première partie constituent le socle de votre initiation et de votre formation.

DÉFINITION DU REIKI

Avant toute chose, il faut bien comprendre ce qu'est concrètement le Reiki. Le Reiki est une technique ancestrale de soin par l'imposition des mains et l'utilisation des énergies universelles et vitales. Cette technique de relaxation par les mains provient du Japon et a plusieurs siècles mais qui a été redécouverte au début du 20e siècle par Mikao Usui. Étymologiquement, le mot « Reiki » se forme avec « rei » qui signifie la nature universelle et « ki » qui renvoie au Qi de la médecine chinoise, se référant aux énergies dans chaque être vivant.

Le Reiki peut être appris par tout le monde mais nécessite des initiations afin de rouvrir et réanimer les canaux d'énergies en nous, afin de pouvoir alléger ses tensions ou celles d'autrui, dans le but de retrouver un état de bien-être durable. En positionnant les mains sur la personne concernée (ou soi-même) aux endroits qui nécessitent un traitement, on active la transmission d'énergies bienfaisantes du thérapeute vers la personne. Le Reiki est un ensemble de pratiques tournées vers l'énergie, vers l'autre et vers le bonheur.

La personne qui applique le Reiki sur une autre personne est appelée le Maître, le praticien, ou le thérapeute. Elle doit avoir passé au moins les deux premiers « degrés » (aussi appelés « niveaux »). La personne qui transmet le Reiki est l'Enseignant.

L'apprentissage du Reiki est en effet divisé en trois degrés différents :

- Le premier degré, introduit le Reiki et ses méthodes, fournit les leçons de bases pour pratiquer sur les autres et sur soi-même, ainsi que pour bien positionner ses mains.
- Le second degré valorise vos premières compétences pour réaliser des guérisons plus importantes, et pratiquer à distance.
- Le troisième degré, qui est le degré Maître, permet de pratiquer les symboles les plus avancés.

Le Reiki est une technique non-invasive, par laquelle l'on fait passer l'énergie vitale à travers les corps, et que l'on concentre sur certains points. Cette énergie universelle n'est

Partie 1 : Qu'est-ce que le Reiki ?

pas chaotique, elle est intelligente, donc lorsque vous êtes capable de la canaliser, elle se dirigera vers votre objectif. C'est cette canalisation qui est nécessaire pour retrouver un bon équilibre entre corps et esprit.

Nous sommes des êtres d'énergie, et nous nous connectons aux autres individus grâce à cette énergie.

Vos mains seront votre outil principal. Le Reiki peut être réalisé avec ou sans contact physique, mais les mains permettent de diriger l'énergie. Utiliser ses mains permet aussi de sentir concrètement l'énergie.

L'initiation au Reiki est un rite qui permet d'ouvrir le canal reiki, c'est à dire de laisser la porte ouverte pour la circulation de l'énergie dans votre corps, ainsi que vers les autres. L'énergie universelle est présente en chacun de nous, mais elle demande d'être retrouvée et mise en valeur par ceux qui l'ont laissée de côté.

Une fois qu'une personne est reconnectée à l'énergie vitale, elle peut apprendre à la faire renaître et circuler chez les autres.

L'initiation au Reiki est un passage indispensable pour se reconnecter à l'énergie et préparer son assimilation des techniques Reiki. Elle est toujours réalisée avant l'enseignement du niveau 1.

La pratique du Reiki peut être présentée sous plusieurs formes par ses praticiens :

- Soin énergétique,
- Médecine douce,
- Médecine non conventionnelle,
- Méditation Reiki,
- Pratique à visée thérapeutique.

La pratique du Reiki relève du domaine de la « Santé Mentale Positive », tel que défini par l'Organisation Mondiale de la Santé (OMS). En détail, le Reiki concerne deux dimensions définies par l'OMS : l'épanouissement personnel, et la détresse psychologique.

ORIGINE DU REIKI

Outre l'origine étymologique, le Reiki fait avant tout partie de l'histoire ancestrale du Japon. Ce sont des enseignements anciens qui auraient pu être oubliés mais qui ont été redécouverts au 19ᵉ siècle par Mikao Usui.

Mikao Usui était un homme né dans un village japonais dans le district de Yamagata, au nord de Tokyo. Il a voyagé un peu partout dans le monde lors de sa jeunesse. Mais il était aussi réputé pour être un peu malchanceux et ne renonçait jamais malgré tout. Un jour, il se rendit au Mont Kurama aux alentours de Kyoto afin d'y effectuer une retraite spirituelle et d'y pratiquer le Shyugyo, une sorte de méditation où l'austérité prévaut. À la fin de sa retraite, il fut soudainement en « transe » et eût une révélation de Bouddha. Certains, comme Idriss Lahore, voient même cette transe plus comme une expérience de mort imminente. Cette période de transe, ou de mort imminente, permit à Usui de se rendre compte de sa capacité à pouvoir guérir miraculeusement, tel un messie.

Alors, Mikao Usui décida d'enseigner cette méthode venue des cieux à tout le monde, et devint un guérisseur renommé dans tout le Japon. Ce n'était pas seulement une question de guérir quelqu'un mais aussi de mieux vivre en étant heureux. Ses théories et techniques vous seront divulguées dans le chapitre suivant.

D'un point de vue historique, l'histoire du Reiki est plutôt récente puisqu'il a été redécouvert au début du 20ᵉ siècle. En effet, les premiers écrits sur le sujet datent de 1919 par Mataji Kawakami. Mais ce n'est qu'après 1924 que, grâce aux écrits de Maître Usui et à ses pouvoirs, le Reiki commença à être de plus en plus reconnu. Grâce à ses enseignements, le Reiki a pu rapidement se développer en occident et des maitres occidentaux furent formés dès les années 1970. L'introduction du Reiki en Europe se fera à partir des années 2000 par des disciples japonais de Mikao Usui.

FONCTIONNEMENT DU REIKI

Le fonctionnement du Reiki est relativement simple. Comme expliqué précédemment dans la définition, le Reiki se pratique par l'imposition des mains sur les parties du corps nécessitant une guérison, ou un soin.

Ces soins se pratiquent à travers diverses positions que vous allez découvrir tout au long de votre formation au Reiki. Toutes ces positions ont une signification, un déroulé et des formes différentes. Nous verrons ces techniques ensemble.

De manière générale, votre intuition est le meilleur guide pour réaliser des guérisons énergétiques efficaces. Au fur et à mesure de l'apprentissage des positions, vous devrez acquérir une capacité intuitive, pour sentir ce qui fonctionne et ce qui ne fonctionne pas correctement.

En pratiquant le Reiki, il est important d'adopter un mental positif et optimiste. Si nous nous concentrons sur certains aspects négatifs de notre vie, alors nous contraignons notre énergie naturelle, et sa force. Par exemple, lorsque l'on se trouve dans une situation stressante, notre respiration a tendance à se saccader, et nous rejetons notre tranquillité naturelle. Mais lorsque nous commençons à manquer d'oxygène, alors nous reprenons le contrôle de notre respiration, généralement par une grande bouffée d'air, pour respirer correctement à nouveau. Cet exemple dresse parfaitement la métaphore de l'attitude à adopter en Reiki : il faut se concentrer pour ouvrir notre source d'énergie, comme nous nous concentrons pour ouvrir nos poumons. Il faut donc également apprendre à laisser l'énergie universelle nous emplir, pour en faire ensuite profiter les autres autour de nous.

Outre l'aspect de guérison, le Reiki possède un objectif spirituel. En effet, le Reiki puise dans ses racines Bouddhistes, reconnues pour considérer la vie au même niveau que la mort. Concrètement, le Bouddhisme est en phase avec la renaissance, la réincarnation. Les pratiquants Reiki pourront alors maitriser ce mécanisme de réincarnation afin d'atteindre deux objectifs distincts :

- Lorsque l'on pratique le Reiki sur des nouveau-nés, cela permet d'orienter leurs vies et de leur conférer une existence plus agréable.

- Lorsque l'on pratique le Reiki sur soi-même, on peut se délivrer du cycle des renaissances. Pourquoi se délivrer de la réincarnation ? Car selon les pratiques Bouddhistes, la réincarnation a pour but de rendre l'être-vivant parfait. Lorsqu'il atteint cette perfection, il peut donc accéder au nirvana : le paradis Bouddhiste. Tant qu'il n'est pas parfait, l'être-vivant restera « coincé » dans ce cycle de renaissance.

CE QUE N'EST PAS LE REIKI

Le Reiki a fait face, et fait toujours face à d'innombrables critiques et idées reçues. Il est du devoir de tout praticien d'être transparent avec vous sur ce que peut être le Reiki, et ce que sont ses limites.

D'abord, en France, le praticien de Reiki n'est pas un Docteur, il ne remplace pas un médecin et n'émet pas de diagnostic médical ou de conseils concernant la maladie ou les médicaments à prendre. Dans certains pays, le statut du Maître Reiki est plus proche et officiel de celui du médecin, mais ce n'est pas le cas en France.

Ensuite, il n'est pas non plus un guérisseur, et ne peut donc promettre une guérison.

Il n'a pas non plus d'opinion à donner concernant le choix thérapeutique de la personne. Le praticien est certes maître Reiki, mais cela ne lui donne aucun degré de sagesse, ou de spiritualité spécifique.

Les séances de Reiki n'utilisent aucun produit spécifique, seulement les mains du praticien. À l'issue de la séance, aucun médicament n'est prescrit ou vendu.

Point important : le Reiki, en soi, n'est ni une religion ni une secte ni une branche ou une sous-branche d'une quelconque religion. Il n'y a ni dogme, ni obligation, ou aucune pratique visant à remplacer les croyances spirituelles de quelqu'un, ou à réduire la liberté d'une personne. Il n'y a pas de représentant central ou de gourou, ni d'organisation centrale ou pyramidale. Il n'y a pas de participation financière exigée, en dehors des stages ou des séances prodiguées.

Un praticien ou Maître Reiki est censé être en accord avec tout ce qui vient d'être mentionné et se doit d'imprimer et d'afficher ces mentions dans sa salle d'attente ou dans la salle où il reçoit les stagiaires.

QUI PEUT PRATIQUER LE REIKI ?

Le Reiki peut être pratiqué par tout le monde, puisqu'il fait appel à ce que nous sommes intrinsèquement.

Nous avons tous les capacités pour pratiquer le Reiki. Mais il est nécessaire d'en comprendre le sens, et de se former aux techniques. C'est pour cette raison que j'ai écrit ce livre.

Que vous appreniez le Reiki pour vous-même, ou pour en faire profiter ceux que vous aimez, ou encore comme un service supplémentaire à votre métier (massages, acupuncture, méditation …), il s'agit d'un outil naturel puissant pour retrouver une vraie harmonie entre l'esprit, le corps et toutes les émotions.

D'autant qu'il est possible de pratiquer le Reiki sur d'autres sujets que les humains, comme sur des animaux, des plantes, ou même des objets.

LES FÉDÉRATIONS DU REIKI

Les praticiens Reiki se sont réunis en France pour former des fédérations, destinées à encadrer les pratiques, et à orienter de manière impartiale les personnes souhaitant s'initier au Reiki. Les membres de fédérations s'engagent à respect les règles établies, et la déontologie en vigueur.

Le Reiki, d'origine japonaise, souffre auprès d'une partie de la population française, d'une méfiance et d'un discrédit injustifiés.

Dans plusieurs grands pays, le Reiki bénéficie d'une réputation très positive. En Angleterre, en Espagne, aux États-Unis ou en Israël, il est utilisé dans les hôpitaux comme source de soins complémentaires. En Suisse, les séances de Reiki sont remboursées par les mutuelles de santé.

Partie 1 : Qu'est-ce que le Reiki ?

En France, certains prétendent encore qu'il peut conduire à des dérives sectaires ; alors même que le Reiki a prouvé être une aide extrêmement efficace pour toute personne en souffrance lorsqu'il est appliqué en respect des règles éthiques.

Cette mauvaise image s'explique par un manque d'encadrement de notre discipline, qui a permis la libre installation de faux praticiens sans scrupules. Ceux-ci prétendent pratiquer le Reiki mais manquent des compétences et d'expérience.

Plusieurs fédérations se sont créées, pour encadrer le Reiki. Elles sont complémentaires et l'inscription à plusieurs d'entre elles est compatible :

- FFRT (Fédération Française de Reiki Traditionnel),
- FFRU (Fédération Francophone de Reiki Usui),
- LFdR (La Fédération de Reiki).

La création de plusieurs fédérations permet de diffuser plus largement le Reiki. À terme, il sera vraisemblablement souhaitable de réunir ces fédérations en une seule, plus influente.

Reiki Niveau 1 : le manuel du Reiki 1ᵉʳ degré

Il est à noter que :

- Tous les pays où le Reiki est plus institutionnalisé bénéficient d'une fédération forte qui régule le métier de praticien.
- Une fédération est importante pour rassurer les nouveaux venus et apporter des conseils impartiaux ainsi que des repères.
- Une fédération apporte aussi un soutien matériel et juridique à ses membres.
- Une fédération permet de créer des liens et de faire évoluer le Reiki en France.

Il existe plusieurs niveaux dans la hiérarchie Reiki : le soutien, le praticien, et l'enseignant. Chaque statut est obtenu après un certain nombre de formations, et de stages.

Chaque personne pratiquant le Reiki jouit d'une lignée. La lignée décrit les maîtres qui nous ont initiés et enseignés. Cette lignée est garante de notre formation et de notre respect de la déontologie.

À chaque statut, correspondent des diplômes (issus des niveaux de Reiki passés) et des lignées.

LES ÉLÉMENTS DU REIKI

Il faut se rappeler que le principe du Reiki est de transmettre des énergies de ses mains, au corps de la personne. Cela peut paraître abstrait, surtout pour les traitements à distance, et il est donc question d'utiliser des symboles. Pourquoi ? Car les symboles représentant la nature, comme le feu ou l'eau, influent tout particulièrement sur l'énergie. En d'autres termes, les symboles permettent de faire une séparation entre le mental et l'énergie.

Ces symboles sont différents des marques dessinées et tracées sur les corps, virtuellement. Nous verrons ces symboles à la fin du livre, et plus profondément dans le livre consacré au niveau 2.

Ces symboles sont différents des symboles Reiki utilisés pendant les séances, et tracés sur le corps.

Quels sont donc ces symboles ? Si vous les connaissez déjà, voyons de quoi il s'agit et quelles sont leurs propriétés :

- *Le feu* : c'est le symbole principal de l'énergie car il représente les rayons du soleil qui fertilisent la terre et donnent la chaleur nécessaire pour que la vie puisse exister. Le praticien peut invoquer le feu, pour transmettre une énergie spécifique.

- *L'eau* : l'eau symbolise la guérison des émotions, le calme, le fluide. Ce symbole permet de calmer l'esprit et d'apaiser les tensions.

- *L'air* : elle symbolise la pratique à distance. Parfois, pour une raison quelconque, le patient n'est pas présent physiquement mais peut tout de même recevoir un traitement. Le Reiki à distance est tout à fait compatible avec les principes habituels du Reiki.

- *La terre* : c'est le symbole de la guérison physique et de l'ancrage au sol. Contrairement aux autres, le symbole de la Terre n'est pas présent dans le Reiki Usui (une des écoles de pensée du Reiki que nous verrons prochainement). Cependant, il est toujours bon d'avoir de l'ancrage avec soi, que l'on soit praticien ou patient.

LES DIFFÉRENTES FORMES DE REIKI

Le Reiki possède trois écoles de pensées différentes :

- l'école Usui,
- l'école Tibétaine,
- l'école Karuna.

L'école de pensée Usui est telle que nous avons décrit le Reiki depuis le début de ce livre. Elle concilie la spiritualité et le développement personnel. Le mental est relié à nos émotions, et nous n'avons que peu de contrôle sur ces dernières. Alors, le travail sur soi ou par un maître Reiki permet de décompresser et d'éliminer les effets nocifs des émotions sur le corps.

La deuxième école de pensée est l'école Tibétaine. Il y a peu de différences, si ce n'est qu'une partie des symboles utilisés sont qualifiés de « tibétains ». Il est aussi dit que certains grands maitres tibétains et abbés japonais ont coopéré à la construction d'un monastère tibétain en Inde, une des raisons de la référence tibétaine du Reiki.

Enfin, la dernière école de pensée est l'école Karuna. Le Reiki Karuna est assez semblable au Reiki Usui, à la différence près que le Karuna se concentre plus sur l'Être Humain. Karuna signifie « acte de compassion » en japonais, Il est donc clair que le principe du Reiki Karuna est de développer la compassion envers soi-même et les autres, le concept théorique étant défini comme l'unité entre les Hommes.

LE FONCTIONNEMENT HOLISTIQUE DU REIKI

Vous l'aurez compris, le Reiki n'est donc pas une médecine traditionnelle ou même une médecine tout court. Le Reiki, c'est avant tout un fonctionnement holistique, c'est à dire que le psychisme et le physique sont étroitement liés.

❖ LES 3 FACTEURS

La maladie reste pour tous, quelque chose de négatif du point de vue psychologique et si l'on arrive à changer cet état de conscience, la guérison peut se mettre en route plus rapidement. Le Reiki va apporter de l'énergie au corps et va aider à éliminer les toxines. Pour ce faire, l'énergie s'appuie sur trois facteurs : le « triangle corps », « l'esprit » et « l'émotion ».

- *Le triangle corps* est une symbolique de la guérison. Imaginez un triangle où chaque angle soit un principe. Il y a d'abord un principe passif, représenté par le praticien car il est à disposition du receveur et il pratique des gestes qui lui ont été transmis selon la tradition. Ensuite, il y a un principe neutre représenté par l'énergie du Reiki qui ne s'impose jamais mais aide sans restriction à la guérison. Enfin, il y a un principe actif qui est représenté par le receveur. Même si les deux premiers principes ont une force et une qualité extrême, rien ne fonctionnera si le receveur n'a pas consciemment décidé de retrouver une certaine harmonie. Au final, ce triangle symbolise donc l'harmonie entre ces trois principes qui, ensemble, mènent à la guérison. La conscience est quelque chose de primordiale dans un processus de guérison.

- *L'esprit* est le soutien de la conscience des effets du traitement Reiki. La Reikologie s'appuie sur la conscience et l'esprit cartésien pour ancrer les améliorations réalisés sur le corps par le travail de l'énergie.

Partie 1 : Qu'est-ce que le Reiki ?

- *L'émotion* a aussi une certaine importance dans le processus de guérison. En effet, un bagage émotionnel fort est constitué d'énergie. Toutes les choses qui nous arrivent dans la vie peuvent former des énergies négatives comme le stress ou la dépression. Alors, le Reiki est aussi une manière utile de pouvoir se libérer de ces énergies négatives, de ces toxines.

❖ L'EFFET CONCRET

Il est légitime de se demander comment le Reiki fonctionne, de quelle manière il purifie le corps et l'esprit et en quoi il contribue à l'auto-guérison. Le Reiki recueille plusieurs vertus.

D'abord, il renforce et accélère le processus de guérison et favorise l'auto-guérison. Il rééquilibre le corps et l'esprit, et rétablit l'harmonie psychique et le bien-être profond, grâce à la manipulation de l'énergie vitale.

Le Reiki agit à tous les niveaux : sur le plan physique, psychique, émotionnel et spirituel. Le Reiki peut aussi dissoudre les blocages que l'on peut rencontrer et ainsi favoriser la détente du corps et de l'esprit.

Il peut aussi redonner la confiance en soi que l'on peut avoir perdu. Le Reiki élimine les toxines et s'adapte aussi aux besoins naturels de la personne.

Au niveau physique, le Reiki équilibre les organes et leurs fonctions, pour retrouver une homogénéité du corps, et supprimer les douleurs.

LES PATHOLOGIES TRAITÉES PAR LE REIKI

Le Reiki peut donc soulager la plupart des symptômes des pathologies, et venir en complément de soins médicaux, en vous rappelant bien entendu que toute guérison n'est pas garantie à 100%, et qu'un praticien Reiki ne peut en aucun cas poser de diagnostic médical.

Voici donc quelques exemples de pathologies pouvant être affaiblies voire guéries grâce au Reiki, et issus de l'expérience de plusieurs praticiens :

- Sur le plan physique, le Reiki aide à soulager les douleurs comme le mal de dos, l'arthrite, les troubles digestifs, les problèmes cutanés, ou même les douleurs neurologiques.

- Sur le plan émotionnel, le Reiki peut aider à traiter les migraines, la fatigue, le stress et même l'anxiété.

Partie 1 : Qu'est-ce que le Reiki ?

- Sur le plan mental, l'énergie dégagée par le Reiki peut soulager les insomnies, la dépression, la constipation et aussi certains blocages du passé.

Mais toutes ces considérations restent théoriques, et ont besoin d'être confirmées par votre propre pratique et votre montée en compétences.

CE QU'EN DIT LA SCIENCE

J'ai recueilli plus d'une quinzaine d'études scientifiques, dont une grande majorité démontre une efficacité du Reiki. Seules deux d'entre elles donnent un avis négatif sur le Reiki. Je souhaite être transparent sur ces études. Chacun doit agir en conscience.

Nous vous épargnerons la décortication des 17 études entières, et dans un souci d'équité nous traiterons tout de même des deux études positives les plus influentes ainsi que les deux études négatives recueillies.

La première étude dont les résultats se sont avérés positifs a été menée en 2004 par AG. Shore. Le but de cette étude était de prouver qu'il y avait des effets provoqués par le Reiki sur les symptômes de la dépression et du stress sur le long terme. 46 participants ont été choisis au hasard et assignés dans trois groupes différents : un groupe dont le traitement était le Reiki direct (au toucher), un groupe au Reiki à distance ainsi qu'un groupe de Reiki à distance de type placebo.

Chaque participant a reçu entre une heure et une heure et demie de traitement par semaine pendant 6 semaines. Les données collectées ont démontré qu'une fois le traitement terminé, les patients ayant reçu un Reiki direct et à distance ont observé une diminution des symptômes de dépression et de stress un an après la fin de l'étude.

La deuxième étude est plus récente, elle date de 2011. Elle a été menée par les professeurs de l'université du Maine aux États-Unis Nancy Richeson, Judith Spross, Katherine Lutz et Cheng Peng. L'étude souhaitait soutenir la thèse défendant l'idée que le Reiki réduit les symptômes de la dépression, les douleurs et l'anxiété chez les séniors. Une vingtaine de sujets d'environ 64 ans en moyenne ont reçu un traitement de Reiki de 30 minutes une fois par semaine pendant huit semaines.

À la fin de l'étude, les données qualitatives ont démontré qu'il y a eu une amélioration sur la santé des sujets et que les symptômes de dépression et d'anxiété ont nettement été réduits.

Étudions maintenant les études dont les résultats ont été plutôt négatifs. La première étude date de 2008, et vient de

Washington aux États-Unis, menée par Nassim Assefi, Andy Bogart, Jack Golberg et Dedra Buchwald. L'étude reposait sur l'utilisation du Reiki comme traitement pour des patients atteints de fibromyalgie, une maladie liée à l'arthrite. Au total, 100 patients triés au hasard ont reçu une thérapie de Reiki pour soulager leurs douleurs. Quatre groupes ont reçu ce traitement deux fois par semaine durant huit semaines soit par un maitre Reiki ou un acteur, en utilisant les pratiques au toucher direct ou à distance.

Le résultat a démontré qu'aucun patient des quatre groupes n'a reçu d'effets de soulagement ou de guérison quand à ces maladies.

La deuxième étude ayant avancé des résultats négatifs date de 2007 et a été menée par Ms. Lee, MH. Pittler et E. Ernst. L'étude repose sur les effets du Reiki dans une utilisation clinique. La recherche et l'analyse de 205 études différentes sur le sujet a montré qu'il n'y avait pas assez de preuves pour dire que le Reiki avait des effets sur la guérison.

Il est important que le patient et le praticien Reiki connaissent ces études, pour avoir pleine conscience du fait que le Reiki n'est pas une science exacte.

SE PRÉPARER AU REIKI 1ER NIVEAU

❖ DE QUOI FAUT-IL AVOIR CONSCIENCE AVANT DE S'INSCRIRE AU 1ER NIVEAU ?

Quatre initiations en Reiki sont données lors du cours de Reiki 1er niveau. Les initiations sont des procédures énergétiques effectuées par l'enseignant sur le futur praticien en Reiki qui ont pour but d'ouvrir le canal Reiki. Il faut se représenter le canal Reiki comme le lien qui unit les 7 Chakras. C'est un canal de circulation de l'énergie.

Après cette ouverture, qui travaille sur l'énergie, et l'esprit, le praticien est en mesure de pratiquer le Reiki et de canaliser l'énergie avec ses mains.

Il est important d'avoir conscience qu'une initiation au Reiki n'est pas un processus anodin et que cela demande un peu de préparation, puisque les effets peuvent être importants. En effet, voici des caractéristiques fréquentes des initiations :

- Elles sont irréversibles, une fois que le canal est ouvert, c'est pour la vie ;

- Elles peuvent catalyser des processus de transformations psychologiques personnels importants ;

- Elles peuvent provoquer des réactions thérapeutiques spécifiques.

Partie 1 : Qu'est-ce que le Reiki ?

Une première séance d'initiation est donc essentielle pour valider son intérêt, et se sentir prêt à recevoir les enseignements du premier niveau.

❖ Pourquoi recevoir une séance en Reiki avant le 1er niveau?

Il est fortement recommandé d'avoir reçu au moins une séance en Reiki avant de s'inscrire ou de participer à un cours de Reiki de 1er niveau. Ceci en particulier pour:

- valider que le Reiki correspond bien à ses attentes,
- vérifier que son état mental et physique est compatible,
- acquérir une première expérience avec le Reiki,
- recevoir les bienfaits du Reiki et en être convaincu par l'expérience.

Si les réactions thérapeutiques suite à la séance sont trop importantes, il faudra envisager un travail thérapeutique médical, avant de s'essayer au Reiki.

❖ De qui puis-je recevoir cette première séance?

La séance peut être donnée par le praticien enseignant de son choix, par exemple un ami qui serait déjà praticien ou praticienne Reiki. On peut aussi s'adresser à un professionnel.

La première séance est l'occasion de valider que le Reiki vous convienne, et de poser des questions au praticien sur les prochaines étapes.

DEVENIR PRATICIEN

❖ DEVENIR PRATICIEN REIKI

Il existe un certain nombre de prérequis nécessaires pour devenir soi-même praticien Reiki.

Pour devenir praticien Reiki il faut :

- avoir au moins obtenu le niveau 2 en Reiki,
- avoir réalisé de nombreux traitements Reiki pendant plusieurs mois et pouvoir en témoigner,
- avoir plus de 100 heures de traitements cumulés,
- avoir exercé le Reiki pour des traitements de natures différentes afin de bâtir un référentiel de cas le plus large possible. En effet, il ne faut pas seulement pratiquer les traitements sur des proches, mais sur des personnes extérieures à votre cercle immédiat.

Cette phase d'apprentissage est absolument nécessaire avant de se lancer seul comme praticien Reiki.

❖ Un travail sur soi

Pratiquer le Reiki amène à réaliser un travail sur soi, sur son rapport au monde, et aux autres. Le Reiki offre une grande ouverture d'esprit, sur soi, sur les autres, et sur les pratiques médicales habituelles.

Aux yeux des patients, le praticien Reiki est d'une grande aide. Les personnes qui viennent le voir ont des besoins importants, et vous pouvez leur rendre de grands services. Cette position n'est pas à prendre à la légère.

Une bonne connaissance du corps humain est essentielle pour pratiquer. Il faut avoir une connaissance précise des organes, de leur rôle et des flux de liquides dans le corps (sang et eau).

Il est également important de maîtriser le dialogue et la communication avec les personnes qui viennent vous consulter pour un traitement Reiki. Le praticien doit être ouvert, avenant et prêt à dialoguer.

Le Reiki ne remplace en aucun cas un traitement médical classique, tout traitement Reiki ne doit être fait qu'en complément d'un traitement médical classique, et il est important de toujours encourager les patients à consulter un médecin en premier lieu.

Des examens approfondis sur une zone ou un organe sont toujours à recommander en cas de troubles importants.

❖ Où passer un diplôme de professeur de Reiki ?

En France, il n'est pas nécessaire d'avoir de diplôme Reiki particulier pour se déclarer professeur de Reiki. Mais se lancer en tant que professeur sans les qualifications est suicidaire, pour vous, comme les premiers patients que vous pourriez accueillir.

On ne saurait trop recommander de suivre une formation complète, pour se préparer correctement à la posture de professeur.

En France, on compte de nombreux lieux qui forment au métier de professeur de Reiki. Néanmoins, afin de bénéficier d'une formation Reiki de qualité, il est préférable d'opter pour un organisme qui est affilié à la FFRT (Fédération Française de Reiki Traditionnel), à la FFRU (Fédération Francophone de Reiki Usui) ou à la LFdR (La Fédération de Reiki).

❖ Où travailler en tant que professeur de Reiki ?

La pratique en tant que professeur de Reiki est une pratique indépendante. Les professeurs tiennent généralement un site internet, et accueillent leurs élèves et patients dans un cabinet.

Il est possible de commencer en tant qu'assistant ou remplaçant d'un professeur de Reiki déjà bien implanté, pour en tirer encore plus de connaissance, puis de se mettre à son compte.

Reiki Niveau 1 : le manuel du Reiki 1er degré

PARTIE 2
DÉCOUVRIR LE 1ER DEGRÉ

Reiki Niveau 1 : le manuel du Reiki 1ᵉʳ degré

PARTIE 2 : DÉCOUVRIR LE 1ER DEGRÉ

Les fondements théoriques posés, vous êtes maintenant armés pour vous connecter à l'énergie, et apprendre les différentes positions. Cette partie nous amène doucement vers les positions, en nous apprenant à ressentir l'énergie et à faire travailler notre corps.

Ce livre est d'abord un manuel pratique. Il est à utiliser comme tel, pour vous accompagner pendant la pratique du Reiki.

SE CONNECTER À L'ÉNERGIE

Comme nous vous l'avons expliqué dans la première partie de ce livre, le Reiki se divise en trois degrés différents. Ce livre traite en détail du premier degré.

Pour démarrer, il vous faudra tout d'abord vous connecter à l'énergie. Même s'il n'est pas nécessaire de ressentir l'énergie lors de la pratique du Reiki (cela viendra plus tard), il faut tout de même avoir l'intention de canaliser votre énergie. Il peut même s'avérer frustrant de ne pas pouvoir ressentir l'énergie, ce qui déstabilise et décourage beaucoup à continuer de pratiquer le Reiki.

Certains ne ressentent pas l'énergie lors de la pratique du Reiki, mais constatent quand même des changements lorsqu'ils pratiquent l'auto-traitement. Dans le cas où vous ressentez l'énergie, cela vous permettra évidemment d'avancer plus vite dans la pratique.

Nous sommes tous des êtres d'énergie, mais nous avons généralement tendance à la mettre de côté, ou à l'éviter. Au fur et à mesure de notre avancement dans la vie, l'emploi du temps se remplit, les choses se compliquent, les rêves s'envolent et les chemins sont brouillés. Nous avons donc besoin de nous y connecter de nouveau et de ressentir cette merveilleuse énergie vitale universelle.

Comment se connecter à l'énergie lorsque l'on est un débutant complet ?

Prenons un exemple et comparons le Reiki à une chanson que vous entendriez à la radio. Vous ne pouvez entendre et ressentir la chanson, que lorsque vous avez effectivement une radio, et que vous avez choisi la chaine musicale. Vous apprenez à vous servir de cette radio, entendez différents sons et vous vous sentez transporté par les mélodies. Au final, vous êtes envoûté par la musique, et vous vous sentez en forme.

Partie 2 : Découvrir le 1er degré

Le Reiki fonctionne tout comme cette chanson à la radio : vous devez apprendre à vous connecter à l'énergie, la canaliser, prendre le temps de l'écouter, puis en faire bénéficier votre corps. Sentir l'énergie peut être plus ou moins rapide, selon votre disposition mentale et physique. Tout dépend de là où vous en êtes dans votre voyage spirituel et votre ouverture vis-à-vis de l'énergie universelle.

Il existe une méthode très simple qui ne nécessite aucun don spirituel et qui peut être donc utilisable par tous.

- Choisissez une de vos mains et repliez tous les doigts sauf l'index.
- Concentrez-vous sur votre index et essayez de provoquer une sensation telle qu'une vibration ou un picotement.
- Cela peut se faire les yeux ouverts ou fermés.

Le but de cette technique ? Prendre conscience que nous possédons aussi un être intérieur, ce qui est la clé de la spiritualité. L'auto-traitement permettra aussi de développer cette conscience.

Une séance d'initiation avec un praticien est l'autre solution permettant de vous connecter à coup sûr à l'énergie.

En pratiquant la Reiki, le praticien qui réalise les traitements ressent souvent différentes sensations dans ses mains. Cela peut être de la chaleur, du froid, des picotements, des brûlures... Il est important d'accueillir ces sensations, et de rester ouvert à leur origine, leur durée, et les états par lesquelles elles vous font passer. Elles ne sont rien d'autres que les manifestations de l'énergie.

LES 4 INITIATIONS DU PREMIER DEGRÉ (RCAP : RESPIRATION, CENTRAGE, ANCRAGE, PROTECTION)

L'initiation au premier degré du Reiki débute toujours par la connexion à l'énergie.

L'étape suivante est le travail du RCAP : Respiration, Centrage, Ancrage et Protection.

Ces quatre points forment la pierre angulaire, le système de base pour pratiquer le Reiki. Ce sont les points d'attention pour se mettre en condition et recevoir les traitements.

- *La respiration* : il faut avoir une inspiration lente et profonde, et expirer par un souffle doux.
  Entrainez-vous une minute à cet exercice.

- *Le centrage* : il faut avoir senti l'énergie, et se concentrer sur celle-ci.

- *L'ancrage* : il faut se recentrer, se concentrer sur son corps, avoir conscience de la position de ses pieds sur le sol, sentir les parties de son corps qui touchent le sol, et retrouver le lien qui nous unit à la Terre.

- *La protection* : il faut se défendre des toxines nocives et former une bulle de bien-être autour de soi, pour ne pas être affecté.

Prenez également une minute pour penser à cette protection.

Ces considérations sont des concepts mentaux à développer au moment de la réception de traitement. Tout patient doit prendre le temps de penser à ces 4 points à chaque séance. Et généralement, la séance d'initiation au Reiki reprend ces 4 points un par un, pour les faire sentir au débutant.

La meilleure technique pour pratiquer le RCAP reste l'auto-initiation avec la « balle d'énergie ». Cette technique vous permettra de découvrir l'énergie qui est en vous, mais aussi de pratiquer les traitements à distance.

La pratique de cette technique est simple.

Essayons la balle d'énergie :

- D'abord, il faut que vous soyez dans un environnement serein où vous pourrez être calme et concentré (pour le centrage).

- Asseyez-vous confortablement sur une chaise ou un fauteuil, joignez vos mains, fermez vos yeux et adoptez une respiration lente.

- Concentrez-vous sur le point de jonction de vos deux majeurs et restez comme cela pendant une ou deux minutes. Lorsque vous vous sentez prêt, frottez les paumes de vos mains l'une contre l'autre pendant environ trente secondes.

- Petit à petit, éloignez-les l'une de l'autre de 2 centimètres en 2 centimètres, jusqu'à ce que vous arriviez à une distance de 20 centimètres entre vos paumes. Lors de l'éloignement des paumes, vous pourrez alors sentir la chaleur que l'énergie dégage.

- Laissez l'énergie se concentrer et former une balle, vous devez conserver vos yeux fermés et votre respiration et la diriger entre vos mains.

- Lorsque vous pensez avoir suffisamment d'énergie, déplacez lentement la balle d'énergie vers votre cœur, et apposez vos mains sur votre cœur, jusqu'à ce que vous ressentiez la chaleur de l'énergie diminuer.

Et voilà ! Vous venez d'appliquer la méthode RCAP en toute simplicité. Le plus important dans cette technique est de continuer de l'appliquer avec rigueur 5 à 10 minutes par jour. Après quelques semaines, vous aurez une plus grande sensibilité à l'énergie.

LES 5 IDÉAUX DU REIKI

Le premier degré du Reiki, tout comme l'ensemble de la pratique, se fonde sur cinq idéaux, cinq principes qui ont été repris par le grand maitre Usui. Voici ces principes :

« Ne vous énervez pas, ne vous inquiétez pas, soyez reconnaissant, travailler honnêtement, soyez bons avec les êtres vivants qui vous entourent ».

Ils sont aussi parfois formulés ainsi :

- Juste pour aujourd'hui, vous ne devez pas vous mettre en colère.
- Juste pour aujourd'hui, vous ne devriez pas vous inquiéter.
- Vous devriez être reconnaissant pour les nombreuses bénédictions.
- Gagnez votre vie avec un travail honnête.
- Soyez bons avec vos voisins.

Le but du Reiki n'est pas seulement d'être assidu ou de pouvoir contrôler vos énergies, mais aussi de vous transformer. Ces principes-là vous guident vers cette transformation. Et surtout, s'il vous arrive de ne pas respecter ces principes, il ne faut pas culpabiliser car l'erreur est humaine. Le but est de rentrer dans une remise en cause et dans l'acceptation de ces erreurs pour ne pas les répéter.

Quelle est la signification de ces principes ?

- Concernant le premier principe, nous savons tous que la colère est destructrice, tant pour nous que pour les autres.

- L'inquiétude nous fait perdre beaucoup d'énergie et reconnaître que notre vie peut être bénie nous éloigne de cette inquiétude. C'est ainsi que sont définis les principes numéro 2 et 3.

- Enfin, les deux derniers principes sont pleins de bon sens car exercer un métier honnête est source de tranquillité et être bon avec son prochain ne peut être que bénéfique puisqu'on ne peut qu'obtenir le meilleur d'eux.

Ces principes sont faits pour fuir la négativité qui peut nous envahir dans la vie. Si l'on arrive à reconnaître et ressentir de la gratitude au fait que l'on ait un toit, à manger et une bonne santé, c'est un pas de géant vers la positivité.

LES CHAKRAS

Pour prendre pleinement possession du Reiki, il est essentiel de connaître les Chakras. Ceux-ci servent de cadre à la pratique du Reiki, pour identifier les points clés du corps. Nous nous en servirons dans le déroulé des positions.

Le mot chakra vient du sanskrit et signifie "roue". Les chakras sont des centres d'énergies qui ne sont pas physiquement dans le corps humain mais plutôt dans ce qui l'entoure. On les représente souvent comme des spirales qui tournent dans le sens des aiguilles d'une montre. Les chakras sont un peu comme des portes d'entrée pour l'énergie venant de l'extérieur. La quantité d'énergie entrante dépend de votre degré de conscience. Ainsi, plus votre degré de conscience est développé, plus les chakras s'ouvrent et laissent passer de l'énergie. Au total, il y a sept chakras, tous reliés à des organes de notre corps physique.

Voici donc leurs noms, leurs caractéristiques ainsi que les symptômes liés à ce chakra :

1. *Le premier chakra est appelé « Racine »*. Il se situe vers le bas ventre, au niveau des glandes surrénales. Il se réfère à la sécurité intérieure, à la structure et à la sexualité. Alors, si vous souffrez d'insécurité intérieure, que vous avez du mal à exprimer votre sexualité, ou que les projets que vous menez ont du mal à se structurer, cela veut dire que votre premier

chakra est déstabilisé. C'est le chakra des besoins de base. Il est généralement représenté en rouge.

2. *Le deuxième chakra est appelé « Sacré »*. Il se situe au niveau du ventre, vers les organes reproducteurs tels les ovaires ou les testicules. Il se réfère à la famille, la procréation, la sensualité, les sentiments vers les autres ainsi que la mort. Donc, si vous vous sentez possessif, que vous refoulez vos sentiments envers les autres ou que vous avez peur de la mort, cela veut dire que votre deuxième chakra est déstabilisé. C'est le chakra de la reproduction et de la créativité. Il est généralement représenté en orange.

3. *Le troisième chakra est appelé « Solaire »*. Il se situe vers le plexus solaire, soit l'estomac et est relié au pancréas. Il se réfère à l'image de soi, l'égo intellectuel et les émotions négatives comme la colère ou l'agressivité. Alors, si l'image que vous représentez auprès des autres ne vous plait pas, que vous êtes facilement en colère, ou que vous avez besoin d'être soumis ou de soumettre les autres, cela veut dire que votre troisième chakra est déséquilibré. C'est le chakra de l'influence. Il est généralement représenté en jaune.

4. *Le quatrième chakra est appelé « Cœur »*. Il se situe au niveau de la glande thymus dans la poitrine. Il reflète l'amour, la paix intérieure, la guérison et la beauté. Alors, si vous avez des problèmes de cœur, ou que vous n'êtes pas en paix avec vous-même, cela veut dire que votre quatrième chakra est déstabilisé. C'est le chakra de l'amour et des relations. Il est généralement représenté en rose, ou en vert.

Partie 2 : Découvrir le 1er degré

5. *Le cinquième chakra s'appelle « Laryngé »*. Il se situe vers la gorge et est relié à la glande thyroïde. Il représente la communication, la créativité et l'individualisation. Alors, si vous avez des problèmes pour vous exprimer, que vous manquez d'individualité ou de créativité, cela veut dire que votre cinquième chakra est déséquilibré. C'est le chakra de la communication. Il est généralement représenté en bleu.

6. *Le sixième chakra est appelé « Frontal »*. Comme son nom l'indique, il se situe au niveau du front et est relié à la glande hypophyse (celle qui sécrète des hormones et qui est logée dans le cerveau). Il représente la vision de la vie, le discernement, ainsi que la connaissance de soi. Alors, si vous avez des problèmes dans les choix que vous avez à faire, que votre vision de la vie est négative, ou que vous manquez de discernement, cela veut dire que votre sixième chakra est déstabilisé. C'est le chakra de l'intuition, de la sagesse. Il est généralement représenté en violet.

7. *Enfin, le septième chakra s'appelle « Coronal »*. Ce chakra se situe au-dessus de la tête et est relié à la glande épiphyse, autrement dit une autre glande logée dans le cerveau qui a une fonction sensorielle. Il reflète la croyance, la spiritualité et la sagesse dans le sens de la connaissance de l'univers. Donc, si vous ressentez un besoin de dogmes ou de croyances structurées, et que vous vous sentez séparés de « l'Univers-Dieu », cela veut dire que votre septième chakra est déséquilibré. C'est le chakra de la spiritualité. Il est généralement représenté en blanc, ou en or.

Pour rééquilibrer les chakras, il vous faudra travailler les sujets d'individualisation sur les chakras correspondants.

Pour apprendre à les situer, posez vos mains sur les endroits indiqués plus haut et respirez tout en plaçant votre conscience dans chacun d'eux. Comme pour le reste, il faudra être assidu dans la pratique afin de maitriser cette technique.

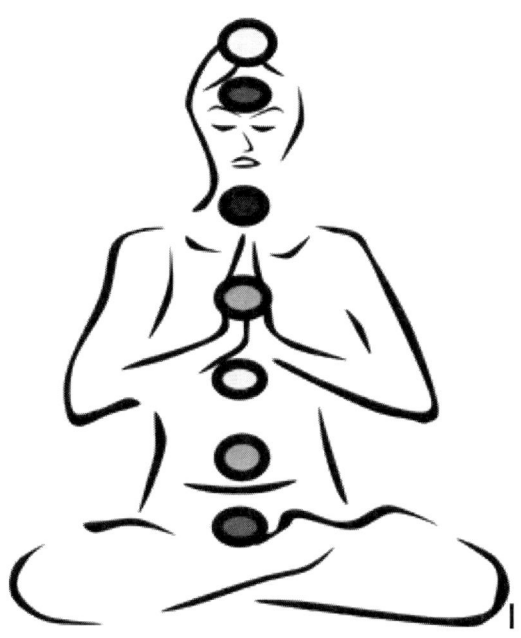

L'Aura et les corps subtils

Abordons à présent un autre sujet qui peut paraître abstrait pour certains et qui est en lien avec les chakras : l'aura et les corps subtils.

La définition la plus proche de l'Aura est « un champ magnétique et le reflet des énergies vitales du corps ». Les énergies qui nous entourent affectent notre vie et qui nous sommes. L'Aura reflète la santé, le caractère, l'activité mentale ainsi que l'état émotionnel. Bien souvent, l'Aura dévoile la maladie avant que les symptômes n'agissent.

L'être humain est entouré de plusieurs couches d'énergies vitales et chaque couche interagit avec le corps via les chakras. Les trois premières couches représentent l'énergie du corps physique, la quatrième le corps astral, et les trois autres couches restantes les vibrations spirituelles

Chaque couche a un nom :

1. *Le corps éthérique* : c'est le reflet du corps humain sur le plan subtil. C'est notre énergie vitale.

2. *Le corps émotionnel* : cette couche est la deuxième couche énergétique et est associée aux sentiments et aux émotions.

3. *Le corps mental* : cette couche reflète la pensée, l'imagination et le raisonnement. C'est la transition entre la matière et l'esprit.

4. *Le corps astral* : c'est une sorte de double pouvant adopter n'importe quelle forme et traverser toute matière solide, telle une âme.

5. *Le corps causal* : c'est le Karma, les causes et effets qui agissent sur notre vie.

6. *Le corps spirituel* : c'est la conscience de l'unification, en lien avec tout ce qui existe. C'est la connexion à l'univers.

7. *Le corps divin :* ce plan indique que nous sommes en adéquation avec l'univers. En clair, nous sommes un dans le tout et tout dans l'un.

SE METTRE DANS LE BON ÉTAT D'ESPRIT

Il est important de se convaincre de ne pas pratiquer le Reiki pour soi, ou pour les autres, si vous êtes dérangé par quelque chose dans votre vie, agité ou déséquilibré ce jour précis. Les traitements ne seront pas efficaces car l'énergie sera mal canalisée. Si vous ne vous sentez pas en état calme et déstressé, il vaut probablement mieux faire une pause, reporter la session et aller vous aérer.

Avant une session, je vous recommande de vous installer en position de prière, sur les genoux, de fermer les yeux et de faire le vide dans votre tête. Respirez profondément, et détendez-vous. Puis, visualisez la personne qui va recevoir le traitement (vous ou une autre personne) et prononcez doucement ces intentions : « je veux aider cette personne pour le meilleur ». Ouvrez ensuite les yeux.

Il est très important de prononcer une « intention d'amour » à suivre. Vous pouvez être générique, ou spécifique.

Dans le Reiki niveau 1, il existe douze positions pour l'auto-traitement et 18 positions pour le traitement classique. Chaque position dure entre trois et cinq minutes environ. L'idéal serait d'utiliser une musique de Reiki spécialement conçue pour le traitement où un son de clochette retentit lorsqu'il faut changer de position.

En termes de musiques, je vous recommande particulièrement les albums suivants :

- *Reiki Meditation*, de Nandin
- *Reiki Plénitude*, de Fabrice Tonnellier
- *Reiki, Space of peace and love*, de Merlin's Magic
- *Silent Light*, de Jacotte Chollet

Toutes ces musiques peuvent être commandées sur Amazon, à la Fnac ou chez de bons disquaires. Certains titres sont également disponibles gratuitement sur YouTube.

DOUCHE ÉNERGÉTIQUE

L'énergie vitale à laquelle vous vous reconnectez va vous traverser. En parcourant l'ensemble de vos membres, elle va vous laver, comme de l'eau laverait votre peau sous la douche.

On parle alors de « detox spirituelle » pour qualifier l'effet de l'énergie sur vous. Songez à la détox diététique : si vous changez vos habitudes nutritives, après quelques jours votre corps va expulser les toxines accumulées avec votre régime nocif, et vous allez entrer dans une ère de régime sain. Pendant votre détox diététique, vous ne ressentirez pas immédiatement les bienfaits de votre nouveau mode d'alimentation. Vous ne le ressentirez que plus tard.

Le phénomène à l'œuvre est le même concernant la detox spirituelle du Reiki. L'effet « lavant » sera à l'œuvre sur vous quoiqu'il arrive. Cette detox peut se présenter pendant la séance, ou après, avec des effets stimulants et motivants.

L'ÉNERGIE DES MAINS POUR DÉMARRER

Découvrons maintenant une première étape simple permettant de « sentir » le Reiki. Grâce à cet exercice, vous allez pouvoir sortir du « je ne sens rien ».

1. Relaxez-vous et installez-vous dans une position confortable, assis ou debout. Restez silencieux, et ouvrez votre esprit.

2. Visualisez avec votre esprit l'énergie universelle qui se déverse dans votre crâne. Comme si vous étiez assis sous une chute d'eau qui viendrait de très haut. Cette énergie pénètre dans tout votre corps, et l'irradie.

3. Maintenant regardez votre main gauche et imaginez des rayons de lumière qui en sortiraient. Ces rayons sont clairs, longs et lumineux.

4. Regardez alors votre main droite, et appliquez-lui la même vision. Faites sortir des faisceaux de lumière de votre main.

5. Une fois que vous êtes prêts, rassemblez vos mains ensemble et maintenez les serrées.

6. Séparez vos mains, et maintenez-les en face l'une de l'autre à une dizaine de centimètres.

7. Restez comme cela. Vous allez commencer à sentir une connexion entre vos deux mains. Cela peut être une boite, ou une balle maintenue entre vos deux mains. Et quand vous essayez de rapprocher vos mains, vous sentez une résistance. C'est le Reiki !

8. Écartez vos mains, et bougez-les doucement dans l'air. Vous allez sentir la traction du Reiki dans vos mains. Vous devez avoir le sentiment de jouer avec l'énergie.

9. Une fois que vous avez réalisé ces mouvements, rassemblez de nouveau vos mains à quelques centimètres les unes des autres et recentrez-vous.

10. Vous pouvez ensuite appliquer cette énergie à l'endroit de votre choix, sur vous-même ou sur d'autres. Vous canalisez l'énergie, bravo.

LE SCANNING POUR DÉMARRER

Le scanning est un extrait d'une séance de Reiki, et peut être réalisé sur vous-même, ou sur votre participant. Le scanning permet de passer en revue le corps et de sentir les blocages de l'énergie.

Partie 2 : Découvrir le 1ᵉʳ degré

Le scanning peut demander de la pratique et de la patience. Ce que l'on repère pendant le scanning est utile pendant la séance de traitement, dans le but de cibler précisément les zones à traiter.

Le scanning peut être rapide, quelques minutes, ou durer plus longtemps, le temps de sentir l'énergie.

Je recommande de réaliser des scannings sur vous-mêmes régulièrement, pour mieux ressentir votre corps, et vos émotions.

1. Allongez-vous sur le dos, ou allongez votre participant.
2. Si vous appliquez le scanning sur quelqu'un, asseyez-vous à ses côtés, près de sa tête.
3. Pendant que votre participant s'installe, réalisez l'exercice de « l'énergie des mains pour démarrer ».
4. Placer votre main, non dominante, au-dessus de la tête (chakra couronne) et conservez là à cet endroit pendant tout le scanning. Cette position de la main permet d'amplifier la transmission d'énergie en la faisant passer par votre autre main, et vous permet de sentir les fluctuations de l'énergie, et notamment le niveau d'énergie que vous faites passer.
5. Placez votre main au-dessus de chacune des zones Chakras pendant environ 1 minute.

6. Vous pouvez peut-être ressentir l'énergie immédiatement. Si non, continuez.

7. Les énergies que vous pouvez ressentir sont par exemple :
   a. Une source de chaleur non prévue
   b. Des variations de températures
   c. Une pression sur votre main

8. Recommencez, et passez au-dessus de chacune des zones Chakra.

9. Poursuivez jusqu'au chakra Racine.

10. Une fois que vous avez scanné en totalité, retirez votre main dominante, puis votre main non-dominante, et laissez les corps de calmer une minute.

PARTIE 3
L'AUTO-TRAITEMENT

Reiki Niveau 1 : le manuel du Reiki 1er degré

PARTIE 3 : L'AUTO-TRAITEMENT

Après tant d'explications théoriques, passons à présent à quelque chose de plus concret : la pratique.

Avant tout, il faut savoir qu'en général une séance de Reiki dure une heure et qu'il faut compter une demi-heure environ pour l'auto-traitement.

Cependant, si vous sentez le besoin de rester plus longtemps sur une position, libre à vous d'en faire autant, à la seule condition de rester au minimum trois minutes.

Si vous avez un pansement ou un plâtre sur une des zones de traitement, les énergies passeront évidemment au travers. Veillez cependant à ne pas toucher le pansement si vous avez des douleurs dans la plaie. Si vous faites du Reiki juste pour une coupure, une brûlure ou autre, vous pouvez ne faire le traitement que sur la zone concernée pendant quinze ou vingt minutes.

Enfin, le traitement doit s'effectuer au moins quatre jours consécutifs par semaine. Un seul jour peut parfois suffire, mais pratiquer quatre jours augmente l'efficacité du Reiki. Et surtout, n'oubliez pas de vous laver les mains avant et après un traitement.

LES DIFFÉRENTES POSITIONS POUR SOI-MÊME

Commençons d'abord par décrire les positions d'auto-traitement. Rappelons qu'il y en a douze au total. Dans l'idéal, il faudrait suivre les positions dans l'ordre. Vous pouvez être assis ou allongé, mais notez qu'il faudra absolument vous asseoir pour traiter les genoux et les pieds.

Avant de commencer à réaliser ces positions, vous devez réaliser l'exercice introductif « l'énergie des mains pour démarrer », dans le but de canaliser et faire sortir l'énergie. Une fois cette énergie mise en valeur, vous pourrez l'appliquer sur votre corps.

Ces positions sont à réaliser les unes à la suite des autres, comme un enchainement d'exercices. L'amélioration globale de la circulation de l'énergie est le premier point du Reiki. Une fois ces enchainements maitrisés, vous pourrez traiter des zones et pathologies spécifiques, en fonction de vos douleurs et besoins. Ces traitements spécifiques sont présentés plus loin dans le livre.

1. La première position est pour les yeux. Il vous suffit simplement d'apposer les paumes de vos

mains sur vos yeux. Puis détendez-vous et vos bras.

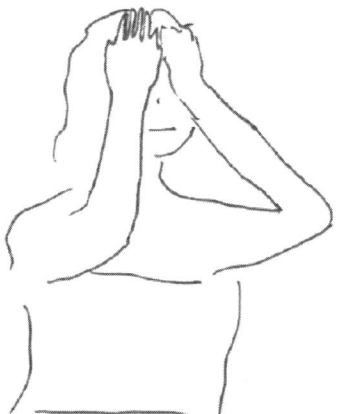

2. La deuxième position est pour les tempes. C'est la même chose que pour les yeux, apposez vos paumes sur vos tempes et laissez vos doigts reposer sur le haut de la tête, détendez vos bras.

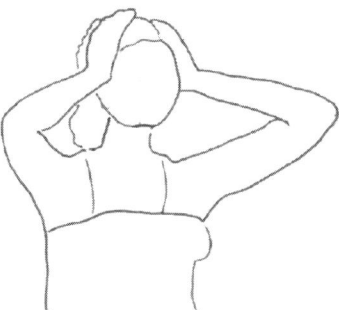

3. La troisième position est pour le cou. Apposez vos paumes sur le devant de votre cou, comme si vous essayiez de vous réchauffer le cou.

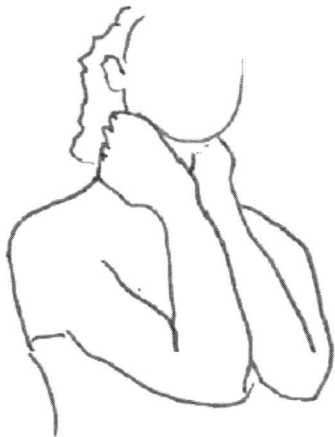

4. La quatrième position est pour le derrière de votre tête. Apposez une paume sur la partie angulaire de votre crâne (entre le dessus et l'arrière du crâne) et l'autre paume sur le haut de la nuque.

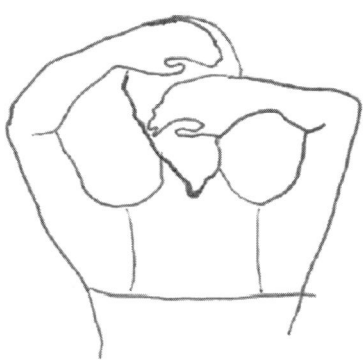

5. La cinquième position est pour le bas de la gorge. Posez les deux paumes croisées au milieu des clavicules, entre votre cou et votre poitrine.

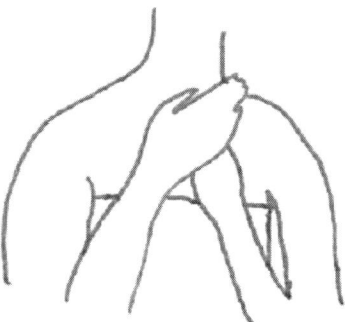

Notez que les cinq positions suivantes doivent couvrir la totalité du corps et donc le nombre de positions peut varier selon la taille de vos mains et de votre corps.

6. La sixième position couvre le haut de la poitrine. Il suffit de poser vos paumes sur la partie haute de vos seins.

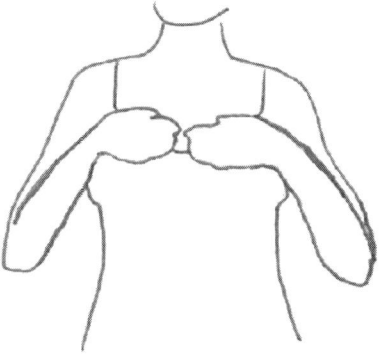

7. La septième position est pour le bas de vos seins, où il faut simplement descendre un peu de la position précédente, au niveau de vos tétons.

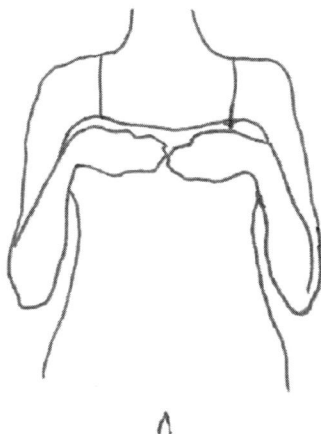

8. La huitième position couvre le haut de l'abdomen, où vous devrez apposer vos paumes sur vos côtes.

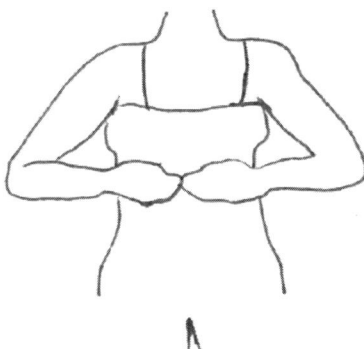

9. La neuvième position est pour le bas de l'abdomen. Apposez vos paumes sur votre ventre, vos majeurs doivent pouvoir se toucher au niveau du nombril et doivent former une ligne droite afin que vos mains soient correctement placées.

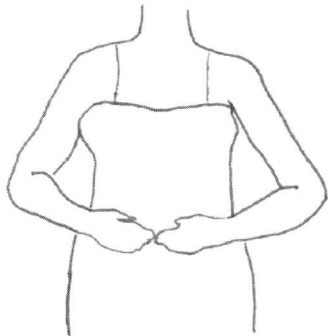

10. La dixième position est pour l'aine. Il est recommandé d'être assis pour cette position, sauf si vous vous sentez mieux allongé. Posez vos paumes au niveau de vos ovaires (pour vous mesdames) ou de vos intestins (pour vous messieurs).

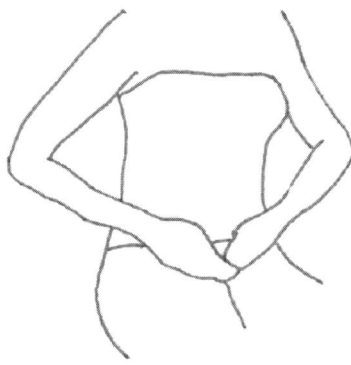

11. La onzième position couvre les genoux. Nous vous rappelons qu'il faut obligatoirement être assis pour la onzième et la douzième position. Passez votre jambe par-dessus l'autre et pliez le genou. Posez la main droite (si vous faites la jambe gauche) sur le derrière de la cuisse et maintenez-là avec votre mollet. Posez la paume gauche sur le genou. Alternez les positions des mains droites et gauches selon la jambe traitée (main gauche sur le genou gauche, main droite sur le genou droit).

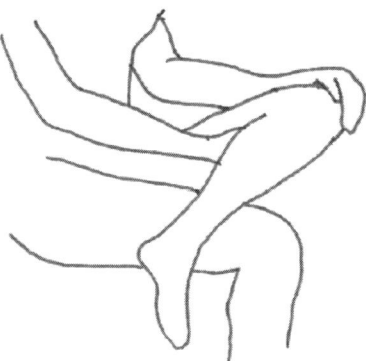

12. Enfin, la douzième position est pour les pieds. Gardez votre jambe pliée sur l'autre jambe comme pour la position précédente. Attrapez le bas de votre tibia avec votre main gauche pour maintenir votre pied et afin de ne pas trop forcer avec l'autre main. Posez votre paume sur la plante des pieds, gardez le pouce sur le dessus du pied et les quatre autres doigts sur la plante des pieds. Changez de mains lorsque vous alternez le pied (main gauche pour soutenir le pied gauche, main droite pour soutenir le pied droit).

Partie 3 : L'auto-traitement

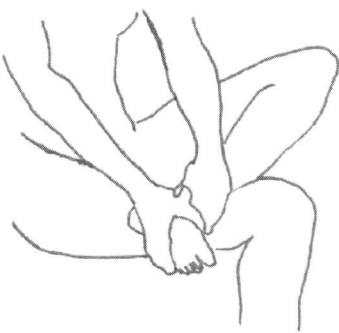

PRATIQUER LES 21 JOURS D'AUTO-TRAITEMENT

Si vous souhaitez pratiquer l'auto-traitement, il est conseillé de le faire pendant 21 jours d'affilée.

Pourquoi 21 jours ?

Dans les écoles de pensées orientales, les 21 jours font référence à la durée de la méditation du maitre Mikao Usui, lors de sa retraite au mont Kurama-yama.

Durant sa retraite, le grand maitre Reiki eut une période de transe le 21ᵉ jour de son parcours de méditation. L'objectif

Reiki Niveau 1 : le manuel du Reiki 1ᵉʳ degré

doit donc être de marcher dans ses pas, et de vous faire ressentir des sensations les plus proches possibles de la transe. Les sensations seront d'aspect psychologique, mais aussi biologique, en réalisant parfois des guérisons ponctuelles de certains symptômes.

PARTIE 4
LES POSITION SUR AUTRUI

Reiki Niveau 1 : le manuel du Reiki 1er degré

PARTIE 4 : LES POSITIONS SUR AUTRUI

De même que pour l'auto-traitement, avant de commencer à réaliser ces positions, vous devez réaliser l'exercice introductif « l'énergie des mains pour démarrer », dans le but de canaliser et faire sortir l'énergie. Une fois cette énergie mise en valeur, vous pourrez l'appliquer sur le corps de votre patient.

Il est recommandé d'apposer vos mains environ 3 minutes dans chacune des positions, afin que votre toucher relaxant ait le maximum d'effet. À la fin de la séance, n'oubliez pas de demander au receveur des soins s'il reste des questions en suspens, et surtout d'y répondre.

Les positions sont présentées comme un enchainement de traitement sur autrui. Elles permettent de commencer à maîtriser les techniques de travail sur l'énergie. Une fois ces enchainements maitrisés, vous pourrez travailler plus spécifiquement sur certaines positions pour des traitements spécifiques.

Dans tous les cas, les positions consistent à poser ses mains à un endroit spécifique, et appliquer l'énergie, la transmettre et la faire circuler. Cela se fait en partant de la tête pour arriver jusqu'au pied du receveur des soins.

Où placer ses mains ?

Il y a deux écoles pour le placement des mains : les placer légèrement au-dessus des zones de traitement, sans contact, ou bien les positionner en contact direct avec la zone à traiter.

J'ai l'habitude de placer mes mains quelques centimètres au-dessus de la zone de traitement. Mais de nombreux praticiens posent leurs mains directement sur la zone à traiter et ont également de très bons résultats.

In fine, le choix entre les deux méthodes est le vôtre. Il faut choisir la méthode qui vous rend le plus à l'aise.

- *Méthode sans contact*

En début de séance, prévenez le patient que vos mains ne toucheront pas son corps. Positionnez vos mains entre 3 et 10 cm de son corps.

Tenez vos mains sans être tendus. Conservez cette distance tout au long de la séance.

Partie 4 : Les positions sur autrui

- *Méthode avec contact*

Demandez d'abord à votre patient s'il est d'accord pour que vous placiez vos mains sur son corps. Je vous recommande de commencer en lui montrant où sont ses chakras. C'est une bonne manière de démarrer le contact physique.

Les chakras sont des lieux privilégiés pour positionner vos mains.

N'effectuez pas de pression trop forte. Touchez simplement la personne, délicatement.

LES DIFFÉRENTES POSITIONS

Décrivons maintenant les techniques pour le traitement sur autrui. Les positions sont évidemment plus nombreuses puisque l'on peut accéder au dos de la personne. Le patient peut prendre n'importe quelle position, mais il est recommandé qu'il soit allongé pour une question de confort, et de relaxation maximale.

Pour les quatre premières positions, mettez-vous face au-dessus de la tête de la personne. Là encore, il est recommandé de suivre l'ordre des positions.

1. La première position est pour les yeux. Mettez-vous face au-dessus de la tête de la personne et posez vos paumes sur ses yeux, les doigts sur les joues.

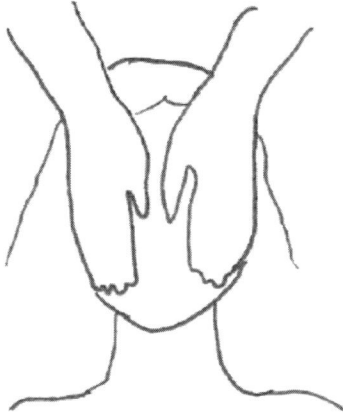

2. La deuxième position est pour les tempes. Posez vos paumes sur les tempes de façon à ce que les bouts de vos doigts soient au niveau du lobe des oreilles de la personne.

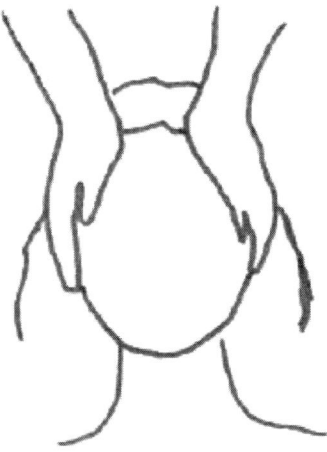

3. La troisième position est pour la gorge. Posez vos paumes sur le cou de façon à recouvrir toute la partie du dessus, au niveau de la pomme d'Adam pour les hommes.

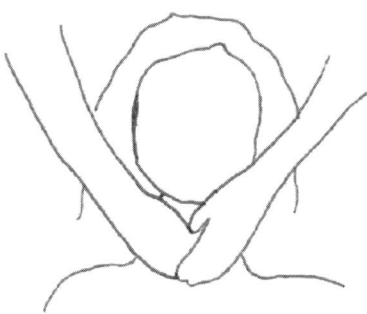

4. La quatrième position est pour le derrière de la tête. Posez vos paumes derrière la tête de la personne, il faut qu'elles soient l'une collée à côté de l'autre, et recouvre l'arrière de la calotte crânienne.

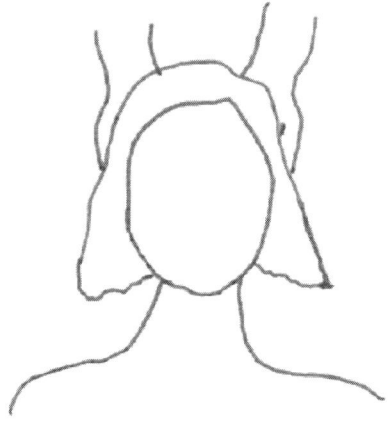

5. La cinquième position est pour le bas de la gorge. Posez une des paumes entre les deux clavicules et posez l'autre paume sur le dessus de votre main.

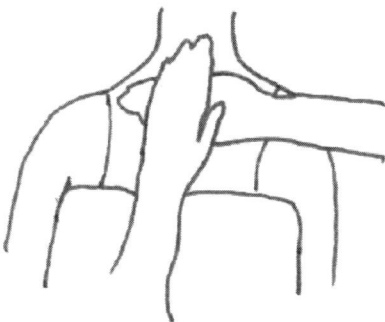

6. La sixième position est pour le haut de la poitrine. Posez chacune de vos paumes sur la partie haute des seins ou des pectoraux de la personne.

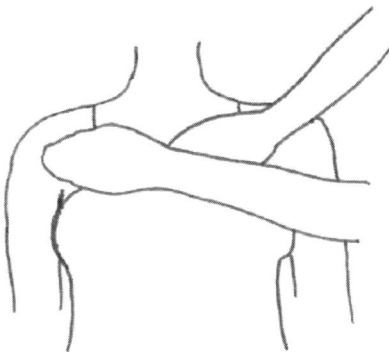

7. La septième position est pour le bas de la poitrine. Posez chacune de vos paumes sur la partie basse des seins ou des pectoraux de la personne.

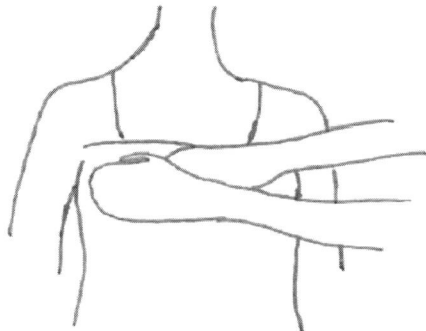

8. La huitième position couvre le haut de l'abdomen. Posez chacune de vos paumes sur chaque côté de l'abdomen.

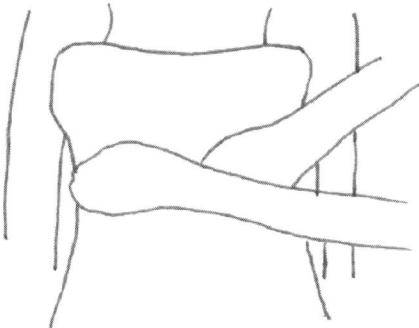

9. Pour la neuvième position, celle pour le bas de l'abdomen, gardez la position des mains comme pour la position précédente mais déplacez juste légèrement les mains environ dix centimètres plus bas. Sur le bas des côtes donc.

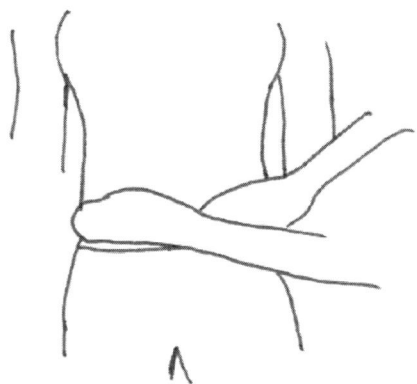

10. La dixième position concerne l'aine. Posez votre paume droite sur l'aine droite de la personne, les doigts dirigés vers le bas ainsi que la paume gauche sur l'aine gauche de la personne et les doigts dirigés vers le haut.

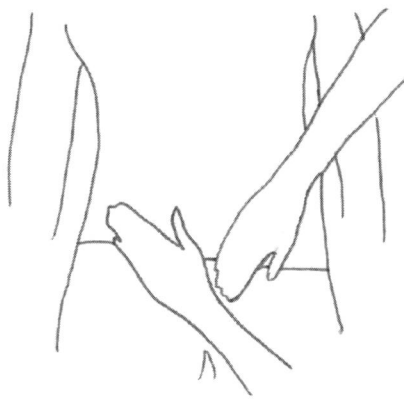

11. La onzième position est destinée aux genoux. Posez votre paume droite sur le genou gauche et votre paume gauche sur le genou droit de la personne.

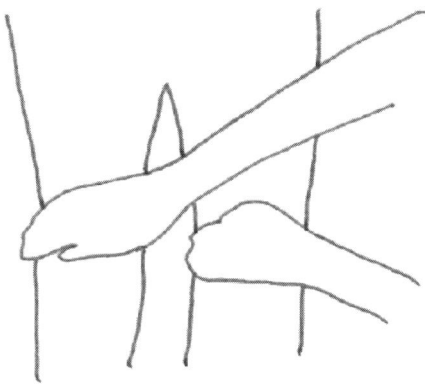

Passons maintenant aux positions pour le dos. Ce sont les positions 12 à 15 de notre manuel. Pour des raisons évidentes de confort pour le praticien et le patient, il est recommandé que ce dernier soit allongé sur le ventre. De la douzième position à la quinzième position, les positions des mains resteront les mêmes. Pour enchainer les positions, il suffira de glisser les mains vers le bas du dos en descendant de 5 centimètres environ à chaque fois. Concernant la position des mains pour le haut du dos, il suffira de poser chaque paume au niveau des omoplates et de descendre jusqu'aux hanches.

- o Ainsi, la première position place la main gauche sur l'omoplate gauche et la main droite sur l'omoplate droit.
- o La deuxième position descend les deux mains de quelques centimètres.
- o Et ainsi de suite

Reiki Niveau 1 : le manuel du Reiki 1er degré

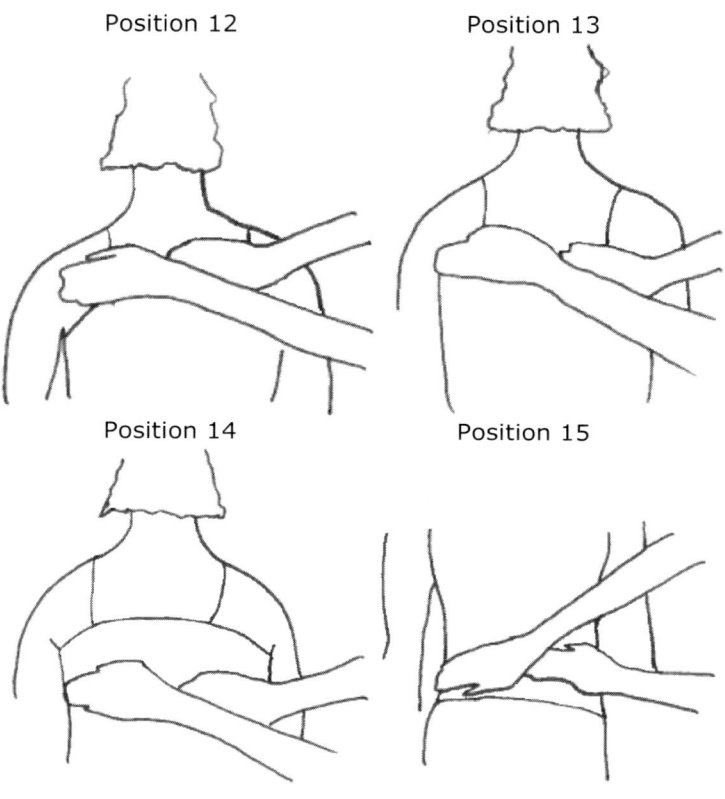

Position 12
Position 13
Position 14
Position 15

16. La seizième position concerne les fesses. Posez votre paume gauche au niveau de la raie des fesses et votre paume droite au niveau du coccyx. Les deux mains sont donc perpendiculaires.

Partie 4 : Les positions sur autrui

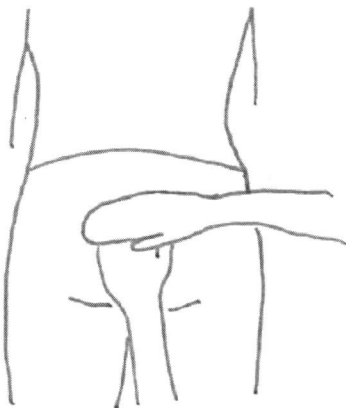

17. La dix-septième position s'occupe du pliant des genoux. Le patient doit continuer à être allongé sur le ventre. Comme pour les genoux, posez votre paume droite sur le pliant du genou gauche ainsi que votre paume gauche sur le pliant du genou droit.

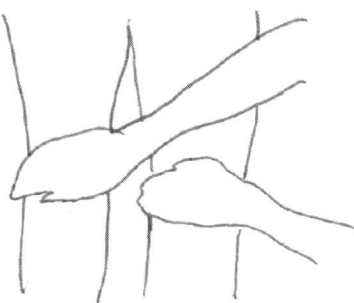

18. Enfin, la dernière position est pour les pieds. Pour ce faire, le patient doit toujours être allongé sur le dos et le praticien doit se trouver face à la plante des pieds. Posez votre paume gauche au milieu de la plante du pied gauche et votre paume droite sur la plante du pied droit. Inclinez vos mains vers le

centre de façon à ce que vos doigts soient en face des autres.

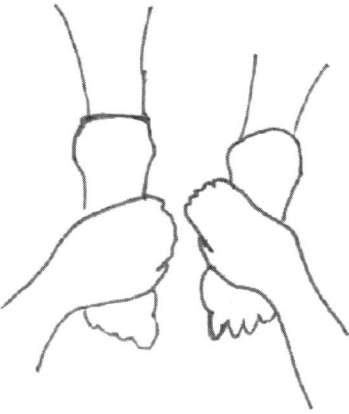

LES TRAITEMENTS SPÉCIFIQUES

Il existe également des positions spéciales pour des maladies en particulier. Nous allons voir ci-dessous des positions spécifiques pour chacune des maladies évoquées. Il peut s'avérer utile de se concentrer sur ces positions si vous êtes concernés par un de ces maux.

L'objectif est de présenter un nombre suffisamment important de maladies pour couvrir les pathologies que vous pourriez rencontrer, et ainsi essayer de libérer les tensions corporelles internes.

Partie 4 : Les positions sur autrui

Voyons-les, par ordre alphabétique des grandes familles de pathologies :

- Allergies,
- Arthrose,
- Asthme,
- Cervicales et douleurs au cou,
- Colon,
- Constipation,
- Grippe /Rhume,
- Insomnie,
- Douleurs lombaires,
- Maux de tête,
- Menstruations,
- Douleurs aux oreilles ou aux canaux ORL,
- Sciatique,
- Vue.

❖ ALLERGIES

L'origine des allergies est une déficience de notre système immunitaire.

Le traitement Reiki des allergies se situe au niveau de la tête :

- Position 1 : Poser les mains sur les yeux.

- Position 2 : Poser les mains à l'horizontal sur le thymus et sur la poitrine en vertical.

- Position 3 : Poser les mains sous la poitrine horizontalement dans la même direction.

- Position 4 : Poser une main sur le thymus et une main sur la rate au bas du thorax côté gauche.

❖ Arthrose

L'arthrose provient d'une inflammation des articulations.

- Position 1 : Poser les mains sur l'articulation en douleur, une main au-dessus et une main en dessous.

- Position 2 : Poser une main en haut de l'épaule et une main au poignet pour équilibrer l'énergie dans le bras. Faire de même à droite et à gauche.

- Position 3 : Poser une main en haut de la cuisse et une main à la cheville pour équilibrer l'énergie dans la jambe. Faire de même à droite et à gauche.

- Position 4 : Poser les mains sous la plante des pieds.

❖ Problème d'asthme

L'asthme provient de difficultés respiratoires et d'encombrement des bronches.

- Position 1 : Poser les mains sur le thymus en horizontal et sur la poitrine en vertical.

- Position 2 : Poser les mains horizontalement l'une au-dessus de l'autre au milieu de la poitrine.

- Positon 3 : Poser les mains sur la poitrine ou légèrement au-dessus si besoin.

- Position 4 : La personne est sur le ventre, poser les deux mains au niveau des reins horizontalement et dans le même sens.

❖ DOULEURS AUX CERVICALES

Le Reiki travaille la détente du corps et les cervicales, pour réduire l'effet des causes et notamment le stress.

- Position 1 : Poser les mains sur la nuque et sur la première cervicale.

- Position 2 : Poser les mains sur l'épaule gauche les doigts vers la colonne vertébrale.

- Position 3 : Poser les mains sur l'épaule droite les doigts vers la colonne vertébrale.

- Position 4 : Poser les mains au niveau du foie et de la vésicule biliaire, la personne est maintenant allongée sur le dos.

❖ PROBLÈMES DE DIGESTION AU COLON

Les problèmes de digestion peuvent avoir plusieurs sources et être de nature variée : Ballonnements, gonflements, brûlures ...

- Position 1 : Poser les mains du côté droit au-dessous des côtes au niveau du foie et de la vésicule biliaire.

- Position 2 : Poser les mains côté gauche au niveau de la rate et de l'estomac au-dessous des côtes.

- Position 3 : Poser les mains sur le ventre, une main au-dessous du nombril et une main au-dessus du nombril.

❖ CONSTIPATION

La constipation temporaire provient d'un certain type d'alimentation. La constipation permannte provient d'un dysfonctionnement de l'appareil digestif.

- Position 1 : Poser les mains de chaque côté du nombril.

- Position 2 : Poser les mains en V au niveau du bas ventre.

- Position 3 : Poser les mains sous les côtes sur le côté gauche.

❖ GRIPPE

La grippe est une maladie qui se soigne médicalement, ou dont l'on se protège par vaccin. Le Reiki vient en soutient pour soulager les douleurs.

- Position 1 : Poser les mains sur la nuque.

- Position 2 : Poser les mains dans le haut du dos en répétant côté droit et côté gauche, descendre progressivement jusqu'au milieu du dos.

- Position 3 : Poser les mains à l'avant au niveau du cou.

❖ **INSOMNIES**

L'origine de l'insomnie est due à une perturbation du cycle du sommeil.

- Position 1 : Poser les mains sur les yeux.

- Position 2 : Poser les mains sur la tête.

- Position 3 : Poser une main au niveau du foie et de la vésicule biliaire et une main sous la poitrine côté droit.

❖ **DOULEURS LOMBAIRES**

Les douleurs lombaires sont variées, et proviennent de l'activité de chacun, ainsi que de l'usure du corps avec les années.

- Position 1 : Poser les mains dans le dos au-dessus de la taille au niveau des surrénales. Les deux mains sont alignées dans la même direction horizontale.

- Position 2 : Déplacer les 2 mains un peu plus bas au niveau des reins. Cette position renforce l'activité des reins et du système nerveux.

- Position 3 : Déplacer les 2 mains un peu plus bas au niveau des lombaires.

- Position 4 : Poser les mains au niveau du sacrum dans le sens vertical, une main vers le haut et une main vers le bas. Cette position travaille sur le nerf sciatique.

❖ Maux de tête et migraines

Les migraines sont fréquentes chez tout un chacun, et peuvent être traitées par le Reiki.

- Position 1 : Poser les mains à l'endroit où la personne a son mal de tête.

- Position 2 : Poser les mains sur la tête, les doigts sur le côté front vers les tempes.

- Position 3 : Poser les mains sous la tête, les doigts au niveau du cou afin de baisser les tensions.

- Position 4 : Poser les mains au niveau des épaules à l'arrière du corps, la personne est allongée sur le ventre. Cette position agit sur le stress et libère les émotions bloquées.

❖ Problèmes de menstruation

Certaines femmes ont des règles plus douloureuses que d'autres, et ce systématiquement. Des positions existent.

Partie 4 : Les positions sur autrui

- Position 1 : Poser les mains au niveau du pubis.

- Position 2 : Poser les mains sur le côté droit au niveau des côtes et de la taille.

- Position 3 : Poser les mains sur le côté gauche au niveau des côtes et de la taille.

- Position 4 : Poser les mains dans le dos au niveau des lombaires.

- Position 5 : Poser les mains dans le dos au niveau du sacrum et du coccyx.

- Position 6 : Poser les mains au niveau de la zone douloureuse en forme de V, l'une pointant vers le bas et l'autre vers le haut.

❖ DOULEURS AUX OREILLES OU AUX CANAUX ORL

En cas d'otites ou de douleurs localisées dans le canal auditif.

- Position 1 : Poser les mains sur les oreilles.

- Position 2 : Poser les mains au-dessus des oreilles, l'index est pointé en avant au-dessus de l'oreille, l'annulaire et l'auriculaire est placé derrière l'oreille.

- Position 3 : Poser les mains au niveau des oreilles, l'auriculaire est placé dans le canal de l'oreille.

- Position 4 : Poser les mains de part et d'autre de la mâchoire.

- Position 5 : Poser les mains au niveau des oreilles, le pouce au-dessus de l'oreille, les autres doigts en dessous de l'oreille.

❖ Problèmes de vue

Les troubles passagers de la vue sont souvent dus à un dysfonctionnement du foie.

- Position 1 : Poser les mains au niveau des yeux.

- Position 2 : Poser les mains sous la tête, les doigts vers le cou.

- Position 3 : Poser les mains sur les yeux, la paume des mains sur le front.

- Position 4 : Poser une main au niveau du foie et une main au-dessus sur les côtes.

Recevoir une initiation à distance

L'initiation au Reiki et le traitement à distance sont possibles et reconnus par les fédérations.

De nombreux maîtres pratiquent l'initiation à distance pour leurs patients.

Partie 4 : Les positions sur autrui

L'initiation à distance n'a pas ma préférence, car j'estime que rien ne remplace le contact physique, la transmission d'énergie lorsque l'on est dans une même pièce. Mais tout élève Reiki doit comprendre son fonctionnement et se faire son propre avis.

Pour recevoir une initiation à distance, vous pouvez au choix, vous allonger ou vous asseoir. Le mieux étant de s'allonger dans votre lit, de sorte à être bien réceptif et confortablement installé.

Si vous souhaitez créer une ambiance favorable, vous pouvez allumer une bougie et brûler de l'encens. Pour la musique, optez pour une musique douce, à faible volume. De manière générale, l'endroit doit être calme. Éteignez par exemple vos téléphones.

Idéalement, relaxez-vous quelques minutes avant le début de la séance.

Au début de la séance, le praticien vous demandera probablement de prononcer ces mots « *Je me prépare à recevoir le traitement dorsal, envoyé par ...* », ou « *Je suis prête à recevoir l'initiation au premier degré de la part de ...* ».

Les initiations à distance durent le même temps que les initiations traditionnelles. N'attendez rien de spécial, laissez-vous aller. Vous pouvez ne rien ressentir. Cela ne signifie pas que les énergies ne sont pas à l'œuvre. Pendant le reste de la journée, soyez plutôt reposé et ne faites pas de sport. Laissez votre corps intégrer la séance.

Pour pratiquer le Reiki à distance, il est fondamental de savoir lâcher prise. Vous devez faire confiance et vous laisser aller. Ne vous torturez pas mentalement sur ce qui est à l'œuvre ou pas dans votre corps.

PARTIE 5

APPROFONDIR PAR LES TECHNIQUES JAPONAISES DE REIKI

Reiki Niveau 1 : le manuel du Reiki 1ᵉʳ degré

PARTIE 5 : APPROFONDIR PAR LES TECHNIQUES JAPONAISES DE REIKI

Vous avez désormais de solides bases au sujet du Reiki. Vous avez des bases théoriques, et des bases pratiques.

Vous avez répété les enchainements de positions plusieurs fois. Si vous lisez ce livre en parallèle d'un stage de niveau 1, vous avez pratiqué dans le cadre d'un groupe et vous avez reçu les enseignements du Maître.

Allons maintenant plus loin dans les positions et les symboles.

Le Reiki, ce n'est pas seulement trois écoles de pensées différentes. C'est aussi plusieurs techniques qui coexistent. On les appelle les TJR : les Techniques Japonaises de Reiki. Il en existe 10 types différents, voyons leurs significations, leurs déroulés ainsi que les positions à pratiquer.

Nous allons aborder vos premiers symboles Reiki. Il y en aura d'autres.

BYOSEN

La première technique s'appelle Byosen. Byo signifie « maladie » et Sen « futur », mais, concrètement, Byosen signifie qu'une maladie peut avoir des symptômes variés, comme un bras cassé ou un cancer. Parfois, on peut ressentir que l'on va être malade, comme une intuition infime. De ce fait, la technique du Byosen va alors servir à « scanner » le champ d'énergie d'un autre afin de pouvoir détecter une maladie.

On part donc du principe que cette intuition est un signal émotionnel venant du corps. Il y a donc des étapes à suivre pour pouvoir détecter une maladie, en rappelant que ce n'est évidemment pas de la divination. Tout est basé sur l'intuition de la personne et du praticien et sur la conscience des énergies. Voici les quatre étapes à suivre :

1. **Concentration** : fermez les yeux et analysez votre respiration, est-elle profonde et détendue ou ferme et pleine de tension ? S'il vous est arrivé des soucis dans la journée, vérifiez que vos épaules soient capables de supporter le poids de ces soucis. Faites de même pour votre diaphragme, votre dos, votre front et votre crâne. Il faut vous détendre un maximum. Enfin, reconnectez-vous à la Terre. Analysez vos émotions.

2. **Préparation** : respirez par votre nez et gardez les mains en position de prière. Imaginez une couronne de lumière pleine d'énergie juste au-

Partie 5: Approfondir par les techniques japonaises de Reiki

dessus de votre tête. Inspirez, et imaginez cette couronne de lumière laver votre esprit. Expirez, imaginez qu'elle remplit votre corps et votre aura. Chaque respiration doit vous donner l'impression d'avoir de plus en plus de lumière en vous. Laissez votre corps relâcher les soucis que vous avez pu avoir aujourd'hui.

3. **Le guide spirituel** : une prière pour le bien-être de la personne et une invitation au Reiki de se manifester est toujours bienvenue. Si vous n'avez pas d'idée de prière, en voici une toute simple : « *J'appelle l'Énergie de la Force de Vie Universelle à couler de la Source pour me guider là où c'est le plus nécessaire. J'honore les Maîtres du Reiki passés et présents en particulier le Dr Usui, le Dr Hayashi et Hawayo Takata en leur demandant leur sagesse et leur mérite. Je demande que tout ce qui se passe ici à travers le Reiki soit du plus haut bien pour tous les intéressés* ».

4. **Le traitement** : le traitement commence lorsque le patient est là. Faites bien attention à vos premières impressions, qui sont très souvent vraies. Lorsque le patient est allongé, marquez des cercles de 15-20cm dans le sens contraire des aiguilles d'une montre. Après trois ou quatre cycles, vous commencerez à sentir certaines sensations, laissez donc votre intuition guider vos mains vers une zone en particulier. Cette zone sera la première zone à traiter.

HANSHIN KOKETSU HO

La deuxième technique s'appelle Hanshin Koketsu Ho. Cette technique signifie « échange de sang », et, comme son nom l'indique, elle est utilisée pour nettoyer et purifier le sang. Mais ne vous inquiétez pas, il n'y a pas besoin de vous ouvrir une artère pour pratiquer cette technique. Les étapes à suivre sont les suivantes :

1. Le patient doit être allongé sur le ventre. Placez-vous sur un des côtés de la personne, mais cela doit être votre main dominante (pas forcément pour celle pour écrire mais plus celle que vous pensez plus puissante pour le Reiki). Restez debout de façon à ce que votre main non dominante soit le plus près possible de la tête de la personne.

2. Placez votre main non dominante sur la base du crâne de la personne et votre main dominante à côté, à plat, la paume sur la colonne vertébrale. Avec une intention ferme, à un rythme régulier, descendez le long de la colonne vertébrale jusqu'au coccyx sans appuyer (ce n'est pas de la kinésithérapie). Au contraire, votre main doit être à quelques millimètres de la surface du corps de la personne.

3. Lorsque vous arrivez au coccyx, ne remontez surtout pas dans l'autre sens. Levez plutôt votre main et revenez à la position de départ, si possible en dessinant un arc de cercle. Répétez 14 fois, et lors de la dernière descente, restez entre 15 et 30 secondes sur le coccyx, afin d'équilibrer les énergies vertébrales.

Partie 5: Approfondir par les techniques japonaises de Reiki

CHIRYO

La troisième technique s'appelle Chiryo. Cette technique sert à se désintoxiquer et à régler votre corps vers des influences positives, comme pour aller vers un objectif en particulier. Au point de vue pratique, il suffit de dessiner des symboles sur le dos de la personne. Voici la marche à suivre :

1. D'abord, mettez-vous dans un environnement calme. Fermez les yeux et concentrez-vous sur votre chakra Sacré. Restez silencieux pendant un moment et concentrez-vous sur votre respiration. Lorsque vous vous sentez prêt, récitez la prière que je vous ai conseillée dans la première technique.

2. Ensuite, dessinez le symbole suivant appelé Cho-Ku-Rei (CKR) avec votre main dominante sur le point occipital de la personne, c'est à dire là où le crâne rencontre la colonne vertébrale. Le symbole ressemble à ceci :

3. Puis, quand votre intuition vous indique qu'il faut passer à la deuxième étape, dessinez le symbole du Sei-He-Ki (SHK) au même endroit que le premier dessin. Ce deuxième symbole ressemble à ceci : ۬ . Après ceci, redessinez le symbole CKR, toujours au même endroit.

4. Encore une fois, refaites cette étape mais en ayant votre main non dominante sur le front de votre patient, au niveau de la limite front/cheveux.

5. Terminez par une prière.

NENTATSU HO

La quatrième technique s'appelle Nentatsu Ho. « nen » signifie « soin », « tatsu » signifie « transformer » et « ho » veut dire « méthode ». Comprenez donc que le Reiki Nentatsu Ho sert à transformer les mauvaises habitudes, atteindre un but ou même reprogrammer vos pensées. Concrètement, c'est transformer la négativité existante en vous en des intentions positives. Voici la méthode :

1. Dites à haute voix le but que vous cherchez à atteindre. Assurez-vous que la phrase soit au présent, comme si c'était déjà le cas.

2. Vous pouvez rester confortablement assis ou vous pouvez aussi vous allonger. Fermez vos yeux et concentrez-vous sur votre respiration. Inspirez pendant 6 secondes, retenez votre respiration pendant 3 secondes, expirez pendant 6 secondes et retenez votre respiration pendant 3 secondes à nouveau. Répétez autant que nécessaire.

3. Une fois votre esprit apaisé, dites « *Je commence dès à présent le Nentatsu Ho* ».

4. Dessinez des symboles de Reiki sur votre paume et dites leurs noms trois fois. Posez votre paume sur votre front et l'autre paume sur la base de votre crâne. Répétez votre phrase du début en tenant cette position pendant 5 minutes. Essayez d'imaginer comment vous vous sentirez une fois votre but atteint.

5. Délaissez votre paume du front pour la faire rejoindre avec l'autre paume sur la base du crâne. Restez comme ceci pendant une minute.

Partie 5: Approfondir par les techniques japonaises de Reiki

MÉDITATION GASSHO

Parlons à présent de la cinquième technique qui est la plus facile : la méditation Gassho. C'est une technique qui sert à se relaxer et à améliorer les performances de guérison. Voici les étapes à suivre :

1. Mettez vos mains en position de prière près de votre cœur.
2. Fermez les yeux.
3. Inspirez par le nez.
4. Expirez comme si c'était tout votre corps qui expirait.
5. Lorsque vous vous sentez à l'aise et léger, vous pouvez arrêter.

KENYOKU

La sixième technique s'appelle Kenyoku. Kenyoku signifie « bain sec » en japonais. Cette technique sert à se purifier, très utile à faire avant et après une séance de traitement. Vous pouvez aussi l'utiliser à n'importe quel moment de la journée pour vous dégager des énergies négatives. Voici la marche à suivre :

1. Commencez par une courte méditation Gassho.
2. Placez votre main droite sur votre épaule gauche pendant un instant.

3. Appuyez sur votre abdomen vers le bas, en passant par votre estomac et votre hanche droite.

4. Faites la même chose de l'autre côté.

5. Placez à nouveau votre main droite sur votre épaule gauche pendant un instant.

6. Étendez votre bras gauche.

7. Appuyez sur votre bras de l'épaule jusqu'au bout des doigts.

8. Faites de même avec votre bras droit.

9. Vous pouvez terminer avec une autre courte méditation Gassho.

JAKI-KIRI JOKA-HO

La septième technique est un peu particulière, il s'agit du Jakikiri Joka Ho. Au niveau étymologique du terme, « Jaki » signifie « les énergies négatives » et « kiri » veut dire « couper ». Mais ce n'est pas l'étymologie qui rend cette technique si particulière. Cette méthode est en effet utilisée afin de « nettoyer » ou « rafraichir » les vibrations des objets autour de nous. Il ne faut donc en aucun cas pratiquer cette technique sur des êtres-vivants (y compris les animaux et les plantes). Voici comment pratiquer le Jakikiri Joka Ho :

1. Concentrez-vous sur les énergies de votre abdomen.

Partie 5: Approfondir par les techniques japonaises de Reiki

2. Inspirez profondément en prenant conscience des énergies du Reiki nourrissant votre abdomen d'énergie.

3. Utilisez un petit objet, comme une balle relaxante, un cube, ou un verre vide.

4. S'il s'agit d'un petit objet, tenez-le dans une main et avec votre autre main faites des « mouvements de karaté », comme si vous essayiez de couper quelque chose à main nue, la paume à plat et les doigts tendus, quelques centimètres au-dessus de l'objet. Ces mouvements doivent être rapides et s'arrêter net.

5. Si l'objet est trop large pour le tenir à une main, tenez quelque chose qui symbolise l'objet ou visualisez-le avec une main en faisant les « mouvements de karaté ».

6. Enfin, canalisez l'énergie quand vous sentez que l'objet est rechargé d'énergie.

HIKARI NO KOKYU HO

La huitième technique s'appelle le Hikari no Kokyu Ho. Avec son nom un peu long, il signifie « le souffle de lumière ». Cette méthode sert surtout à se connecter et laver son esprit. Cependant, il faut pratiquer cette technique assis. Le choix du siège vous est illimité tant que vous n'êtes pas assis sur le sol. Voici les étapes à suivre :

1. Asseyez-vous le dos bien droit, tout en étant dans une position confortable (on évitera un garde à vous militaire).

2. Joignez vos mains pour faire une méditation Gassho.

3. Restez silencieux et concentrez-vous sur votre respiration. Cherchez à respirer sans faire d'efforts.

4. Lorsque vous êtes connecté au Reiki, levez vos mains au-dessus de votre tête et alignez-les à vos épaules, les paumes dirigées vers le haut et les doigts écartés. Essayez de ressentir l'énergie se déverser dans vos mains. L'énergie glisse dans votre corps. Ressentez la lumière qui entoure votre corps.

5. Lorsque vous ressentez tout cela, descendez doucement vos mains jusqu'à vos jambes en gardant les paumes tournées vers le haut.

6. Restez dans cette position et concentrez-vous bien sur votre respiration. Il faut que vous ressentiez toute la lumière prendre possession de chaque partie de votre corps. Continuez comme ça tant que vous vous sentez bien.

7. Continuez à respirer.

8. Quand vous vous sentez prêts, faites une méditation Gassho et remerciez la lumière en vous inclinant légèrement.

Partie 5: Approfondir par les techniques japonaises de Reiki

REIKI SYAWA-NO GI HO (DOUCHE REIKI)

La technique suivante s'appelle le Syawa-no Gi Ho ou plus communément appelé « la douche Reiki ». Il s'agit là de nettoyer et purifier les énergies de votre corps. Voici comment faire :

1. Vous pouvez être debout ou assis pour pratiquer cette technique. Fermez vos yeux et respirez doucement.

2. Mettez vos mains en position Gassho en face de votre poitrine et restez ainsi pendant quelques instants.

3. Écartez vos mains en les élevant le plus haut possible et en formant un V. Imaginez recevoir de la lumière venant de l'Univers.

4. Prenez conscience des vibrations de l'énergie Reiki dans votre corps.

5. Descendez vos mains vers votre corps en tournant vos paumes vers vous, et sentez l'énergie Reiki sortir de vos mains.

6. Prenez conscience que les énergies négatives sont attirées par la terre afin de se régénérer.

7. Lorsque vous sentez que c'est terminé, reprenez vos mains en position de Gassho.

REIKI MAWASHI (NON USUI) : UNE MÉTHODE À FAIRE EN GROUPE

La dernière technique s'appelle le Reiki Mawashi. Contrairement aux autres techniques, celle-ci n'est pas d'origine du maitre Usui. La grande différence de cette méthode est qu'elle doit se faire en groupe. Deux pratiques sont généralement utilisées :

1. La première, les praticiens sont assis l'un devant l'autre chacun place sa main vers le dos de la personne devant et appuie légèrement avec le bout des doigts. Chaque praticien devra ressentir l'énergie arriver de derrière et l'énergie partir vers l'autre.

2. La deuxième pratique se fait en cercle, où les praticiens lèvent chacun la paume gauche devant eux et laisse la paume droite dirigée vers le sol. Ils placent leur main droite sur la paume gauche vers le haut de la personne à leur droite et leur main gauche sous la paume droite vers le bas de la personne à leur gauche. Dans certaines versions de ce Reiki Mawashi, plutôt que de faire un contact physique réel avec la personne de chaque côté, les pratiquants gardent leurs mains à quelques centimètres l'un de l'autre. Comme ceci, les praticiens forment un cercle connecté et génèrent une intensité très forte d'énergie.

PARTIE 6
POSTURE ET ÉTHIQUE DU PRATICIEN REIKI

PARTIE 6 : POSTURE ET ÉTHIQUE DU PRATICIEN REIKI

RESPECT DE LA POSTURE

Le praticien de Reiki doit respecter une certaine posture ainsi qu'une éthique irréprochable. Pour cela, il s'engage à respecter les règles suivantes :

1. D'abord, respecter, suivre, et favoriser la diffusion des principes du Maitre Usui. Ils sont un guide dans la vie quotidienne.

2. Continuer à travailler sur sa propre formation.

3. Laisser le choix du praticien libre à tous les patients

4. Traiter les élèves et les patients avec respect.

5. Apporter les informations utiles aux élèves.

6. Toujours être transparent et honnête sur l'origine, la nature, l'ambition et le potentiel du Reiki.

7. Informer clairement des tarifs pratiqués dans son cabinet.

Reiki Niveau 1 : le manuel du Reiki 1ᵉʳ degré

8. Ne jamais émettre de diagnostic ou interférer avec un corps médical.

9. Respecter le corps médical.

10. Ne pas faire d'attouchements ou d'abus de pouvoir ou d'avoir des relations intimes avec la personne lors du traitement. Expliquer que le Reiki passe très bien par les vêtements et qu'il n'y a donc pas besoin de se dévêtir.

11. Respecter la confidentialité des informations partagées par les patients.

12. Encourager les praticiens à observer une hygiène de vie saine.

13. Respecter les lois de la propriété intellectuelle concernant la diffusion des documents et matériels pédagogiques.

14. Toujours travailler avec Honnêteté, Respect, Conscience et Amour.

15. Respecter la vie privée de la personne.

16. Détenir ou constituer un dossier à propos du client doit se faire en fonction des lois en vigueur.

Partie 6: Posture er éthique du praticien Reiki

LES EFFETS SECONDAIRES

Enfin, pour avoir une vision complète du Reiki niveau 1, parlons des effets secondaires relatifs à la pratique du Reiki. Tout d'abord, gardez en tête qu'il ne faut pas utiliser de matériel médical. Tout se fait par l'apposition des mains ou d'autreS techniques ne nécessitant que le corps humain.

À court terme, les effets secondaires peuvent être différents selon les personnes. Il se peut qu'il ne se passe absolument rien comme il peut y avoir des migraines, de la fatigue, de la transpiration, ou même des troubles intestinaux. À long terme, les effets peuvent être fulgurants.

Tout d'abord, on notera une régulation naturelle du corps, en particulier une sensation de bien-être ou de la joie de vivre.

Aussi, le Reiki permet d'améliorer certains troubles d'hygiène de vie telle que la dépression, l'anxiété, le stress, l'impulsivité, les émotions fortes ou même la détresse face aux maladies ou aux pertes d'un proche ou de travail.

Sur le plan physique, le Reiki permet de développer son sens spirituel et permet aussi de donner du sens à sa vie, prendre sa place, ou faire un travail sur soi.

Enfin, il peut aussi y avoir des résultats physiques. En effet, même si la guérison complète est rare, le Reiki permet de faire face aux maladies et aux douleurs récurrentes.

PARTIE 7
TRANSITION VERS LE 2ÈME DEGRÉ

PARTIE 7 : TRANSITION VERS LE 2ÈME DEGRÉ

Le premier niveau du Reiki se concentre essentiellement sur la découverte des énergies ainsi que la connexion et la canalisation des énergies.

Il est recommandé de pratiquer 21 jours d'auto-traitement basés sur le niveau 1, avant de passer au niveau 2.

Le second niveau se consacre à des aspects qui peuvent paraître encore plus abstraits que le premier niveau, à savoir l'étude approfondie du traitement à distance, la manifestation des buts ainsi que l'utilisation des symboles (comme pour la technique Chiryo que nous avons étudiée précédemment). Le mieux est de continuer avec le même Maître Reiki que celui qui vous a fait passer le niveau 1.

Le premier degré, est orienté vers le corps, et exprime une dimension horizontale, le second degré est orienté vers le mental et vers la dynamique externe, donc la verticalité. L'initiation au second degré active le développement du sixième sens, ou centre de l'intuition, localisé dans l'hypophyse, considérée par certains comme le centre récepteur des ondes télépathiques.

Le second degré s'adresse donc à tous ceux et toutes celles qui souhaitent développer leurs capacités intuitives, résoudre des tensions psychologiques, et s'attaquer à des situations traumatisantes de leur vie ou celle des autres.

COMMENT SE DÉROULE LA FORMATION AU SECOND DEGRÉ DE REIKI ?

Afin de former les élèves au second degré de Reiki, le maître enseignant Reiki propose une formation qui dure au minimum 2 jours.

La formation comporte généralement les points suivants :

- Une séance d'initiation au niveau 2,

- Une description des symboles Reiki : une approche de leur dessin, de leur signification et de leur utilisation. Ces symboles permettent de renforcer le travail à distance,

- Une mémorisation stricte des symboles Reiki : pour apprendre à dessiner et mémoriser parfaitement chacun des symboles Reiki afin de pouvoir les utiliser lors de ses séances,

- Le lien entre l'énergie, et les symboles,

- Des exercices pratiques.

Partie 7: Transition vers le 2ème degré

Il résulte de ce niveau 2 une plus forte capacité à ressentir l'énergie et la puissance énergétique.

Le niveau 2 ouvre également la voie aux premières guérisons psychiques. Le praticien va aider le patient à remonter à la source de ses problèmes, pour les alléger. Le maitre et le praticien réalisent alors un travail en profondeur.

Il faut compter environ 2 jours de formation pour ce 2ème niveau. Attendez environ 3 mois avant de vous inscrire à une formation, une fois que vous avez validé le 1er degré.

Reiki Niveau 1 : le manuel du Reiki 1er degré

ANNEXES

ANNEXES

VIE DE MIKA-USUI

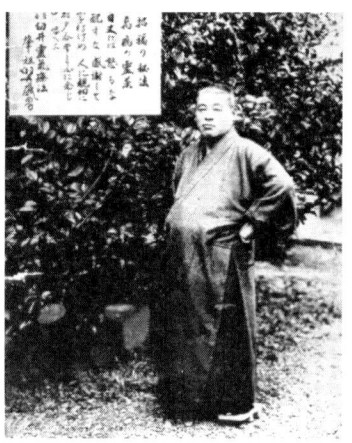

Le fondateur du Reiki, **Mikao Usui** est né en 1865 et décédé en 1926.

Dans les années 1880, l'empereur Meiji lance l'instauration du nouveau régime au Japon, pour ouvrir pour la première fois le pays sur l'Occident. Le père d'Usui, Uzaemon, était un fervent partisan de ce nouveau régime. Il éduqua son fils dans ce contexte. Mikao Usui exprimait un grand respect pour son père, qui s'ouvrait au monde occidental.

Mikao Usui partit très jeune de chez lui et passa beaucoup de temps pour avancer sur son propre chemin spirituel. Bouddhiste tendaï, zen et shintoïste de tradition familiale japonaise, il développa un intérêt particulier pour la pratique de la guérison spirituelle transmise par le bouddha.

Lors d'une séance de méditation dans une école bouddhiste près de Kyoto, Usui reçu une synthèse et un éclairage sur sa voie, après des années de méditation, qui le mena sur le chemin de la construction du Reiki.

Mikao Usui, en tant que chercheur, a fait énormément de recherches. Pendant des années, il a rassemblé des textes et a lu énormément. Parmi ces lectures, a très certainement figuré le texte Reikiki, qui signifie « Le texte du Reiki », et dont le manuscrit était conservé dans le temple Ninna-Ji, près de là où vivait Usui.

Usui développa une connaissance approfondie des mécanismes énergétiques et des flux permettant la guérison spirituelle. C'est grâce à toutes ces années de lecture et de réflexion qu'il put plus tard synthétiser précisément son idée du Reiki.

Considéré aujourd'hui comme un méditant et thérapeute japonais, il créa le Reiki en 1922. Il réalisa en parallèle de nombreuses recherches sur la guérison de spirituelle, c'est à dire la guérison de la souffrance de l'esprit.

Dans la philosophie bouddhiste, le bonheur est défini comme l'absence de souffrances. Les souffrances physiques et les souffrances spirituelles doivent donc être calmées pour tendre vers le bonheur.

Ce qui intéressait Mika Usui était la création d'une méthode universelle et accessible, qu'il puisse pratiquer et enseigner à tous, croyants ou non. Mika était un praticien, et non un théoricien. Il travaillait en coopération avec de nombreuses personnes, sur lesquels il appliquait des traitements et des soins.

Au Japon, la religion d'État était le shintoïsme, renforcée sous le règne de l'empereur Meiji qui voulait éviter que les enseignements bouddhistes ne se mélangent aux idéaux du shintoïsme. Le shintoïsme est une religion ancestrale au japon et fait référence à l'empereur, alors que le bouddhisme fait référence à Bouddha.

Le texte du Reiki tel qu'établi par Usui en 1922 réconciliait ces deux voies, bouddhiste et shintoïste, en une seule, tout en restant japonaise. C'était là tout l'art de la synthèse de Usui.

Lorsque Mikao Usui fonda le Reiki en 1922, il l'institua au sein d'une société qu'il appela Usui Reiki Ryôhô Gakkai (« société de la méthode de Reiki Usui »). Cette société est garante du respect des techniques d'Usui car les écrits d'Usui sur le Reiki y sont répertoriés.

Cette société existe toujours aujourd'hui, mais n'est plus active.

Mikao Usui est décédé brutalement en 1926, sans avoir pu terminer de « nomenclaturer » sa méthode, ni sans avoir eu le temps de former des enseignants, parmi ses collaborateurs ou amis.

Étant donné la tradition orale qui régnait à l'époque, Usui n'a laissé que très peu d'enseignements écrits. Les écrits qu'il a laissé contiennent notamment les positions des mains sur le corps, les symboles du Reiki et les techniques énergétiques de Usui.

Mikao Usui est le véritable fondateur du Reiki. D'autres lignées se sont ensuite inspirées de son enseignement et ont créé des variantes. Il s'agit par exemple des lignées Takata, Hayashi ou Gendai Reiki.

Le mémorial de Mikao Usui peut servir de guide à tous ceux qui cherchent un repère entre ces différentes lignées. Ce mémorial revient sur le fait que le Reiki est une méthode de guérison thérapeutique. Il explique également que le Reiki est lié au bouddhisme et le travail effectué par le praticien est un travail de méditation.

Reiki Niveau 1 : le manuel du Reiki 1er degré

Extrait du mémorial :

« *On appelle vertu ce que l'on obtient suite à des efforts et des entraînements. On appelle maîtres ceux qui ont accumulé ces vertus afin d'ouvrir la voie du salut, et la propager en l'étendant au monde. Depuis des siècles, de grands maîtres ont vu le jour dont Usui Senseï qui a trouvé une méthode de guérison du corps et de l'esprit par le Reiki basé sur l'universel. Ceux qui souhaitent obtenir ses enseignements, des quatre coins du monde sont venus ici en son honneur.*

Né à Gifu-ken, Yamagata-gun, Taniai-mura le 15 août 1865, son père s'appelait Uzaemon Taneuji et sa mère Kawaï, il a toujours eu le courage de poursuivre ses études malgré la pauvreté qui lui était imposée dès l'enfance. Ayant voyagé en Occident et en Chine, il a forgé sa détermination, sans céder d'un pas aux difficultés de toutes sortes et un jour, il a gravi la montagne Kurama-Yama où il s'est entraîné dans la méditation et le jeûne, dans la persévérance absolue pendant une vingtaine de jours, période au bout de laquelle il a ressenti le courant spirituel universel au-dessus de lui (satori) et a découvert la méthode de guérison de l'esprit du Reiki.

Dès lors, il l'a apportée aux membres de sa famille et l'efficacité s'est révélée évidente, si bien qu'il a souhaité la propager à tous.

En avril 1922, il s'est installé dans le quartier de Harajuku à Tokyo et il a fondé une institution pour donner des séances de Reiki. On a vu de nombreuses personnes attendre à l'extérieur de l'établissement pour recevoir ses séances. En septembre 1923, face aux conséquences du grand tremblement de terre de Tokyo qui a provoqué des milliers de morts et de blessés, pris par un grand chagrin et une profonde compassion, Senseï s'est mis à donner des séances aux victimes.

Du coup, cette bienveillance de thérapeute a rassemblé davantage de fidèles, ce qui a rendu rapidement le dojo exigu et il s'est installé à Nakano en février 1925.

Étant réclamé dans des villes de province, il a parcouru le pays à travers Kure, Hiroshima, Saga et Fukuyama où il est tombé malade et s'est éteint le 9 mars 1926 à l'âge de 62 ans.

Homme de cœur, doux, serein et humble, il se comportait toujours sainement en corps et en esprit, son sourire en témoignait. Vaillant, patient et consciencieux, il avait des talents artistiques et aimait la lecture. Ses recherches sur l'histoire, la médecine, les soutras bouddhiques, la psychologie et même l'art divinatoire et les yi-king ont constitué ses documents de base de l'entraînement qui ont par la suite ouvert la voie du Reiki. Le principe du Reiki ne consiste pas à la guérison d'une maladie mais à rendre l'esprit heureux et le corps sain afin de jouir du bonheur. Sous les directives laissées par l'Empereur Meiji, il a donné cinq préceptes à répéter à haute voix et à graver au niveau du cœur le matin et le soir :

1. *Soyez patient*

2. *Ne sombrez pas dans l'inquiétude*

3. *Ayez de la gratitude, de la reconnaissance*

4. *Entraînez-vous bien à la méditation*

5. *Soyez gentil envers les autres.*

Ce sont les premières leçons de l'entraînement pour ceux qui cherchent à s'élever spirituellement. Senseï les a accomplies et en a fait le « médicament spirituel » du bonheur pour vaincre toute maladie. Rien de complexe ni hors de portée, il suffit de s'asseoir calmement les mains en Gasshô au moment de la méditation et de la pratique du matin et du soir en nourrissant un cœur de sérénité en vue d'actes sains et corrects qui s'ensuivent. C'est ce que tout le monde peut effectuer.

Dans cette société instable où les pensées et l'idéologie changent constamment, s'il y a des gens heureux qui propagent cette méthode spirituelle, leurs apports vont clairement contribuer aux bienfaits des êtres humains.

Une vingtaine de disciples fidèles qui ont vécu sous le toit du dojo, ainsi que des disciples en province doivent répandre cette méthode. Malgré le décès de Senseï, le Reiki doit être propagé éternellement dans le monde. Ses disciples dévoués, qui l'ont acquis auprès de Senseï, et tentent de le diffuser le plus longtemps possible, souhaitent commémorer pour l'éternité les vertus

Reiki Niveau 1 : le manuel du Reiki 1ᵉʳ degré

du grand maître, sous ce mémorial spirituel en pierre au cimetière de Saiho-Ji à Tama-gun.

Pourvu que nos descendants lèvent leur regard pour le lire. »

INFORMATIONS PRATIQUES STAGE 1ᴇʀ DEGRÉ

Vous souhaitez réaliser une initiation au Reiki ou un stage de Reiki 1ᵉʳ degré, mais vous ne savez pas à qui vous adresser ?

Une première initiation en physique cote en général entre 30 et 50 €, selon les praticiens.

Un stage de premier degré coûte généralement 130 € pour deux jours. L'argent est souvent un sujet débattu ou tabou dans le Reiki. Pourtant, il est normal d'accepter que les praticiens et maitres vivent, et rentrent dans leur frais, ne serait-ce que pour le local où ils vous accueillent.

Le plus important est de choisir un praticien avec lequel vous vous sentez bien, et d'échanger avec lui au préalable. Il faut le rencontrer, pour vérifier.

Puis, il faut faire confiance à son ressenti et son intuition.

Annexes

Pour trouver concrètement un praticien, vous pouvez consulter les sites des 3 fédérations, ou consulter un annuaire en ligne.

Voici plusieurs annuaires qui devraient vous aider :

- http://www.ffrt.fr/fr/page/5.annuaire-reiki.html
- https://reiki-annuaire.fr/
- http://syndicat-national-du-reiki.org/annuaire-professionnel/
- https://www.annuaire-therapeutes.com/therapies/9-reiki
- https://www.lafederationdereiki.org/annuaire/

GLOSSAIRE

Aura

    Le champ énergétique qui entoure le corps. Il est abstrait et invisible.

Canal

    Lien immatériel et énergétique qui unit les Chakras et qui voit l'énergie y circuler.

Chakra

    Centre énergétique dans le corps subtil de l'homme. Il y a sept principaux chakras, qui se trouvent dans le corps éthérique: chakra de la racine (premier), chakra sacré (deuxième), chakra du plexus solaire (troisième), chakra du coeur (quatrième), chakra de la gorge (cinquième), chakra du troisième oeil (sixième), et chakra de la couronne (septième).

Corps subtil

    La partie du corps qui est invisible à la vue "normale", et qui est chargée d'énergie et de vibrations.

Reiki Niveau 1 : le manuel du Reiki 1er degré

Éclairé

> Désigne une personne qui a découvert sa lumière intérieure. Il s'agit d'un état permanent.

Énergie universelle

> C'est l'énergie du Reiki, l'énergie fondamentale qui constitue l'univers manifeste tout entier et qui sous-tend tous les phénomènes dont nous avons conscience.

Gassho

> Position où les mains sont jointes l'une contre l'autre devant soi, au niveau de la bouche ou du coeur. Ce geste est utilisé pour saluer ou démarrer une méditation.

Guérison mentale

> La guérison par le biais du mental, de l'esprit, grâce à l'émission de l'énergie mentale accumulée.

Initiations reiki

> Travail énergétique initial, d'ajustement et d'ouverture du canal énergétique. L'initation favorise la découverte de son énergie.

Glossaire

Karma

Loi naturelle de cause à effet à la base du principe de l'hindouisme représentant la somme des interactions passées dans les vies antérieures.

Kundalini

Représentation de la présence de l'énergie universelle en chacun, souvent représentée comme un serpent enroulé sur lui-même ayant la tête contre l'ouverture du canal, dans l'alignement de la colonne vertébrale. L'éveil de la Kundalini créé une montée d'énergie, traversant et éveillant tous les chakras.

Mantras

Mots et sons qui provoquent la vibration des énergies. On les utilise généralement pour la méditation et pour les transmissions d'énergie reiki.

Moi supérieur

Désigne l'instance divine présente en chacun de nous. On se réfère au Moi supérieur lorsque l'on cherche à guérir.

Reiki Niveau 1 : le manuel du Reiki 1er degré

Réflexologie

> La réflexologie plantaire est une technique de massage des points réflexes de la voûte plantaire (pieds) afin de rétablir l'équilibre des organes.

Sanskrit

> Dialecte de la civilisation brahmanique en Inde. Certains mots sont encore utilisés par certaines familles de brahmanes et plus particulièrement dans les écoles philosophiques indiennes.

Subconscient

> Entité psychique dont notre moi connait peu de choses. Elle stocke les souvenirs et le vécu, pour les receler sous forme d'énergie et guider nos pensées.

Symboles Reiki

> Un symbole Reiki un dessin et un nom. Leur dessin permet d'activer l'énergie et de faire vibrer les corps.

Troisième oeil

> Il est la source de la clairvoyance, de la télépathie et de l'éveil spirituel. Son activité est stimulée par la méditation.

Conclusion

Nous arrivons au terme de cet ouvrage. Une fois encore, merci d'avoir choisi ce livre pour vous former au Reiki.

Désormais, vous connaissez tous les fondements théoriques du Reiki, et vous avez des bases solides pour réaliser les positions de traitement sur autrui, ainsi que d'auto-traitement.

Vous pouvez désormais vous entrainer sur autrui, en respectant l'éthique du praticien. Cet entrainement doit rester dans un cadre privé. Si vous souhaitez démarrer une activité, vous devez réaliser un stage de premier degré, puis vous former au deuxième degré et réaliser un second stage.

Vous pourrez alors rejoindre les rangs des praticiens Reiki, et diffuser l'énergie.

À bientôt.

Code ISBN 9781718035690
Olivier Remole

Août 2018
© Tous droits réservés

Manufactured by Amazon.ca
Acheson, AB